DER KRAFTWECHSEL DES KINDES

VORAUSSETZUNGEN, BEURTEILUNG UND ERMITTLUNG IN DER PRAXIS

VON

DR. EGON HELMREICH

ASSISTENT AN DER UNIVERSITÄTS-KINDERKLINIK IN WIEN

MIT EINEM VORWORT

VON

PROFESSOR DR. C. PIRQUET

VORSTAND DER UNIVERSITÄTS-KINDERKLINIK IN WIEN

MIT 21 TEXTABBILDUNGEN
UND 18 TABELLEN

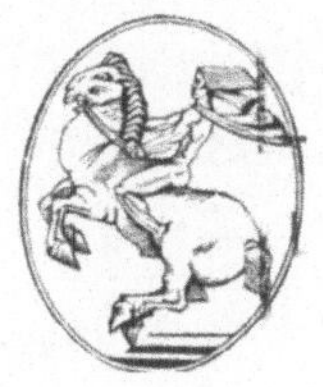

WIEN
VERLAG VON JULIUS SPRINGER
1927

ISBN-13: 978-3-7091-9645-8 e-ISBN-13: 978-3-7091-9892-6
DOI: 10.1007/978-3-7091-9892-6

Softcover reprint of the hardcover 1st edition 1927

Einführung

Die Kraftwechseluntersuchung ist nicht mehr eine ausschließliche Angelegenheit des physiologischen Laboratoriums, sie ist ein klinisches Requisit geworden. Diese Popularisierung kann nur dann ersprießlich sein, wenn sorgfältige Technik mit strenger Kritik Hand in Hand geht.

Dieses Buch ist aus dem Bedürfnis entstanden, dem praktischen Arzt in gedrängter Form die Unterlagen zu geben, welche ihm für das Verständnis und die Technik der Untersuchung der Patienten notwendig sind. Es beruht auf reicher klinischer Erfahrung des Autors, der seit sechs Jahren alle einschlägigen Fälle der Kinderklinik auf ihren Stoffwechsel untersucht hat. Die Schrift gewinnt dadurch an Wert, daß sie aus klinisch-praktischer Beschäftigung heraus verfaßt wurde, weil damit Gewähr gegeben ist, daß die Anwendung der Kraftwechseluntersuchung im Rahmen der gesamten Krankheitsbeurteilung die richtige Einschätzung erfährt. Die eingehende Besprechung der physiologischen Verhältnisse macht den Leser mit der Kenntnis der grundlegenden Besonderheiten des kindlichen Organismus vertraut.

Clemens Pirquet

Vorwort

Die vorliegende Schrift ist für jeden Arzt bestimmt, welcher sich mit der Untersuchung des Stoffwechsels an Kindern befaßt. Bei der immer größer werdenden Bedeutung, welche die Untersuchung des Kraftwechsels für die Beurteilung und Behandlung der verschiedenen Krankheitsbilder — nicht bloß der Störungen in den Inkretdrüsen — besitzt, macht sich das Bedürfnis nach einer Zusammenfassung unserer Kenntnisse über den kindlichen Energiehaushalt fühlbar. Die vorhandenen, sicherlich ausgezeichneten Sammelwerke über den Stoffwechsel des Erwachsenen enthalten nur wenig Hinweise auf die Verhältnisse beim Kind und lassen eine eingehende Besprechung der Besonderheiten des kindlichen Kraftwechsels ganz vermissen. Von seiten der Kinderärzte wurden in den letzten Jahren genug gründliche Beobachtungen über den kindlichen Kräftehaushalt angestellt und auch mitgeteilt, doch befassen sich diese Bekanntmachungen im wesentlichen mit speziellen Ergebnissen, während allgemeinere und assoziative Betrachtungen von umfassenderen Gesichtspunkten aus unterblieben.

Die vorliegende Arbeit stellt den Versuch zu einer solchen prinzipiellen Betrachtungsweise dar. Da über die behandelten Fragen größtenteils durch eigene Beobachtungen Klarheit gesucht wurde, so war es schwer zu vermeiden, daß in der Darstellung vielleicht eine gewisse Subjektivität zutage tritt.

Im ersten Teile der Schrift werden die Zusammenhänge des Kraftwechsels mit den übrigen Funktionen des Körpers auseinandergesetzt, fast jedes Organsystem muß für den Stoffwechsel Handlangerdienste leisten. Der Unterschied zwischen dem kindlichen Stoffwechsel und dem des Erwachsenen, die Besonderheiten der kindlichen Physiologie überhaupt sind zum großen Teil in den Wechselbeziehungen zwischen den Anforderungen des Stoffwechsels und der Leistungsfähigkeit der Organe begründet. Der Anhang vermittelt dem mit Kraftwechseluntersuchungen noch nicht Vertrauten die wichtigsten Begriffe und methodischen Kenntnisse zur Ausführung von Bestimmungen des respiratorischen Stoffwechsels.

Ein Hinweis auf die Bedeutung und das Anwendungsgebiet der einfachsten und handlichsten Methoden (Krogh, Benedict, Differenzspirometer) soll über die praktische Verwendung aufklären. Ein weiteres Kapitel berichtet kurz über die Leistungsfähigkeit bei der Beurteilung krankhafter Zustände zur Sicherung der Diagnosenstellung und zur Leitung einer entsprechenden Therapie.

Wien, im Juli 1927

Egon Helmreich

Inhaltsverzeichnis

I. Die Rolle der Wärmebildung beim Stoffwechsel

Die Wärme ist ein Abfallsprodukt, nicht der Zweck des Stoffwechsels

Will man die Verhältnisse des kindlichen Kraftwechsels richtig verstehen, so muß man sich über die Rolle der Wärmebildung im Organismus klar werden. Die Wärmebildung ist nicht der Zweck der Zelltätigkeit, der Stoffwechsel dient vielmehr der Unterhaltung des Lebensprozesses; die Zelle lebt von der Umformung potentieller Energie, wobei die Wärme Abfallsprodukt und Endzustand der Energieumwandlung bedeutet. Von Wärmezufuhr allein kann die Zelle nicht leben. Diese für das Verständnis der Kraftwechselvorgänge überaus wichtige Erkenntnis kann nicht genug hervorgehoben werden, und wir möchten deshalb auch noch Noordens Ausführungen wegen ihrer klaren Formulierung anführen: „Das Leben, das in einer Zelle durch die mit Wärmeentwicklung einhergehende Oxydation unterhalten wird, kann nicht durch die von anderen Zellen gebildete oder von außen zugeführte Wärme erhalten werden. Zur Erhaltung normaler Funktionen ist ein gewisser chemischer Umsatz nötig, die Wärmebildung ist ein nebenher laufender Vorgang, nicht der primäre. Für gewöhnlich regelt nicht der Wärmeverlust als primärer Faktor die Wärmebildung, sondern umgekehrt der Verlust paßt sich der mit den Leistungen der Organe wechselnden Wärmebildung an." Im Wesen dasselbe bedeutet es, wenn Rubner erklärt, daß die energetischen Aufwendungen für Ruheverbrauch, Muskelleistungen und Nahrungsverarbeitung rein additiv zusammentreten. Die Wärme, die bei der Arbeit und während der Verdauung frei wird, kann nicht für die Erfordernisse des Grundumsatzes ersparend eintreten.

Die bei der Lebenstätigkeit abfallende Wärmemenge wird allmählich frei, entsprechend dem stufenförmigen Abbau der Nahrungsstoffe. Die großen Moleküle insbesondere von Eiweiß und Fett durchlaufen eine Kette von intermediären Zwischenstufen, bis sie zu ihrer Endform aufgespalten sind. Infolgedessen wird ihre verfügbare Energie nicht mit einem Male schlagartig in Freiheit gesetzt, sondern es ergibt sich ein länger dauernder gemäßigter Energiestrom. Bei einer derartigen ziemlich gleichmäßigen Wärmeproduktion kommt im Verein mit den gleichbleibenden Wärmeabflußmöglichkeiten ein bestimmter Grad der Erwärmung des Organismus zustande. Beim Warmblüter stellt sich somit die Körpertemperatur als eine sekundäre Erscheinung dar, als eine Folge der gegebenen Lebensintensität. Da der dabei auftretende Grad der Körperwärme anscheinend optimale Lebensbedingungen mit sich bringt, so wird dieser Zustand dauernd durch Regulation aufrechterhalten, weil die komplizierten höheren Organfunktionen des Warmblüters eine konstante Temperatur voraussetzen.

In weiterer Konsequenz einer solchen Beobachtungsweise wird es klar, daß die Menge der gebildeten Wärme von der lebenden Körpermasse (in ihrer $^2/_3$-Potenz) abhängig sein muß, nicht aber von der Ausdehnung der Körperoberfläche. Die Körperoberfläche ist ein Organ der Wärmeregulierung und sie kann den Wärmehaushalt weitgehend beeinflussen, die primäre Begrenzung der Wärmeproduktion liegt aber in der Menge des atmenden Gewebes begründet.

Die Ausdehnung und Beschaffenheit der Körperoberfläche mag sich im Laufe der phylogenetischen Entwicklung erst sekundär der Wärmebildung angepaßt haben. Wegen dieses Zusammenhanges ist es natürlich, daß die Oberfläche ein Maß der Wärmebildung darstellen kann.

Die Wärmeregulation

Dem Organismus stehen zur Aufrechterhaltung einer konstanten Körpertemperatur gegenüber Änderungen der Außentemperatur eine Reihe von Einrichtungen zur Verfügung; soweit diese die Wärmeabgabe beeinflussen, werden sie als physikalische Wärmeregulation zusammengefaßt. Die Vermehrung oder Verminderung der Wärmebildung zum Zwecke einer gleichbleibenden Wärmebilanz nennt man chemische Wärmeregulation. Die Veränderungen in der Wärmeabgabe sind an die verschieden intensive Benützung rein physikalischer Vorgänge geknüpft, nämlich die Wärmebindung bzw. -abwälzung durch Wasserverdunstung und die Abgabe von Wärme durch Leitung und Strahlung in kühlere Umgebung. Für den ruhenden Organismus spielt die Wasserverdunstung die geringere Rolle, mit zunehmender Muskelarbeit tritt sie aber immer mehr in den Vordergrund. Von den Organen, welche der physikalischen Wärmeregulation dienen, ist vor allem die Haut zu nennen, welche mit ihren zahlreichen Blutgefäßen als Kühlröhrensystem in Tätigkeit gesetzt werden kann. Auch die Wasserverdunstung wird zum größten Teil durch die Haut besorgt, in erster Linie durch den Schweiß, daneben kommt vielleicht noch eine perkutane Wasserverdunstung in Betracht. Die Wasserdampfabgabe durch die Lungen hängt von der Ventilationsgröße ab, da die Exspirationsluft (wenigstens in der Ruhe) mit Wasserdampf gesättigt ist. Beim Jugendlichen mit seinen funktionstüchtigen, stark erweiterungsfähigen Gefäßen wird die trockene Wärmeabgabe oft genügen, während die rigideren Gefäßwände beim Alternden eine starke Hautdurchblutung unmöglich machen, so daß die physikalische Wärmeregulation überdies der Schweißbildung bedarf. Der Kreislauf kann durch die Geschwindigkeit und das Ausmaß der Blutbewegung in Haut und Lunge einen Helfershelfer abgeben.

Das Problem der chemischen Wärmeregulierung ist umstritten. Es ist sehr fraglich, ob beim Menschen bei kalter Außentemperatur eine Steigerung der Oxydationen in den Zellen ausschließlich zum Zweck der Wärmebildung ohne sichtbare Muskelaktion auftritt. Selbst wenn sie vorhanden sein sollte (Rubner), spielt sie beim Menschen nur eine geringe Rolle. Als Stätten, in denen die chemische Wärmeregulierung vor sich gehen soll, werden die quergestreifte Muskulatur sowie die Leber angeführt, als indirekter Angriffspunkt der Regulation wird von manchen Autoren die Schilddrüse genannt. Daß die Wärmebildung willkürlicher und unwillkürlicher Muskelbewegungen (Zittern) bei großen Wärmeverlusten zum Ersatz herangezogen wird, fällt nicht mehr in den engen Begriff der chemischen Wärmeregulierung.

Die Außentemperatur gewinnt erst dann einen unmittelbaren Einfluß auf den Kraftwechsel, wenn die Fähigkeiten der Wärmeregulation erschöpft sind. Die thermischen Reize können auf zwei Wegen wirksam werden. Der durch Vermittlung der Hautnerven zur Geltung kommende Einfluß von Kälte und Wärme mobilisiert die Wärmeregulation. Wenn dagegen der Kälteeinfluß beim Versagen der Wärmeregulation zu einer Senkung der Körper- bzw. Bluttemperatur führt, so setzt er den Stoffwechsel herab, während Wärmezufuhr mit einer Erhöhung der Körpertemperatur den Stoffwechsel steigert. Die Kraftwechselintensität ändert sich dann nach denselben Gesetzen wie beim Fieber. Die Außentemperatur kann bei Muskelruhe nur auf dem Umweg über Veränderungen der Körpertemperatur auf das Ausmaß der Oxydationen wirken.

Beim Neugeborenen und beim ganz jungen Säugling ist die Ausbildung der Wärmeregulationsmöglichkeiten noch sehr mangelhaft, nur bei mittlerer Umgebungstemperatur ist der Organismus imstande, seine Eigenwärme auf normaler Höhe konstant zu erhalten. Am meisten entwickelt ist noch die Fähigkeit, die Durchblutung der Haut zu verändern; die Fähigkeit zur sichtbaren Schweißabsonderung fehlt in den ersten Lebenswochen, und auch das reflektorische Frostzittern ist meist nicht zu beobachten, es sei denn, daß man die beim Auswickeln von Säuglingen bisweilen auftretenden klonischen Bewegungen des Unterkiefers dafür ansprechen will. Sicher verschaffen die Muskelleistungen, welche mit dem Schreien verbunden sind, dem frierenden Säugling Wärme, wenn man auch nicht annehmen kann, daß diese Reaktion, die dem Unlustgefühl entspringt, eine zweckmäßige Reflexhandlung ist. Die Untersuchungen verschiedener amerikanischer Autoren zeigen, daß Schreien den Kraftwechsel von Neugeborenen recht wesentlich erhöht, im Durchschnitt um 65% des Ruheumsatzes (Benedict). Murlin, Conklin und Marsh nehmen als das Mittel eine Erhöhung um 100% an, also Verdoppelung des Umsatzes während der Zeit des Schreiens. Ungebärdiges Schreien mit Strampeln kann den Grundumsatz sogar um 200% steigern.

Wie schlecht die Wärmeregulierung von Säuglingen selbst bei nur mäßig gesteigerten Anforderungen funktioniert, geht aus den Beobachtungen von Rietschel über die Eiweißhyperthermie hervor. Rietschel und seine Mitarbeiter konnten beim Säugling bei einer 10%igen Eiweißzulage, die statt äquivalenter Mengen von Fett und Kohlehydraten gegeben wurde, eine starke spezifisch dynamische Wirkung, die mit Fieber einherging, erzielen, vorausgesetzt, daß die Wasserzufuhr gering war. Wasserzufuhr senkte die spezifisch dynamische Eiweißwirkung außerordentlich und brachte auch das Fieber zum Schwinden. Die Senkung der Wärmesteigerung durch Wasserzufuhr war so stark, daß sie nach Rietschel nur in physikalischen Gründen ihre Erklärung finden kann. Bei Erwachsenen war die spezifisch dynamische Eiweißwirkung mit und ohne Wasserzulage ziemlich gleich hoch, Fieber bestand nicht.

Die zarte, dünne Haut des Kindes kann bei Abkühlung nur einen geringen Wärmeschutz gewähren. Einen gewissen kompensatorischen Schutz vor Wärmeverlusten bietet die besondere Fettverteilung im Organismus des jungen Säuglings; die Hauptmasse des Körperfettes ist als Wärmemantel in der Subkutis angehäuft, während die inneren Fettlager wenig gefüllt sind.

Bei der unreifen Frühgeburt fehlt die Wärmeregulierung fast ganz. Sie verhält sich ähnlich wie ein poikilothermer Organismus, ihre Körperwärme ist in weitem Umfang abhängig von der Außentemperatur. Man kann das frühgeborene Kind in dieser Hinsicht mit einem durch Halsmarkdurchschneidung poikilotherm gemachten Warmblüter vergleichen, der Mangel der Wärmeregulation ist auf die Unreife des Zerebrums zurückzuführen. Der Wärmeschutz des Hautfettes ist bei der Frühgeburt noch nicht vorhanden und findet in der reichlicheren Lanugobehaarung einen kaum nennenswerten Ersatz. Verkleinerung oder Vergrößerung der wärmeabgebenden Körperoberfläche durch Veränderung der Körperstellung kommen beim Säugling naturgemäß nicht in Betracht.

Die Körpertemperatur des Kindes

Es ist schwierig, genaue Vergleiche zwischen der Körpertemperatur des Säuglings bzw. des Kleinkindes und der des Erwachsenen anzustellen, weil die äußeren Lebensbedingungen in mancher Hinsicht verschieden sind und beim jungen Kind einen größeren Einfluß gewinnen können als beim Erwachsenen. Ob die Temperaturunterschiede wirklich auf inneren Ursachen beruhen, ist schwer zu entscheiden. Nach Bärensprung beträgt die Körperwärme im Kindesalter durchschnittlich etwa 0,3 bis 0,4° mehr als beim Erwachsenen und sinkt allmählich mit zunehmendem Alter. Außerdem sind die Temperaturschwankungen im Verlaufe eines einzelnen Tages und während längerer Zeiträume beim Kind größer als beim Erwachsenen. Veränderungen in der Lebenstätigkeit, Ruhe und Bewegung, Wachen und Schlaf, Hunger und Verdauung beeinflussen beim Kind die Körperwärme meistens ausgiebiger und schneller als beim Erwachsenen. Starkes Schreien kann die Temperatur schnell um einige Zehntelgrade steigern (Bärensprung). Rietschel glaubt, daß es ein echtes Schreifieber gibt. Daß beim atrophischen Säugling die Körpertemperatur besonders labil ist, ist eine wohlbekannte klinische Beobachtung.

Interessant sind die Untersuchungen von Talbot und seinen Mitarbeitern über die Hauttemperatur gesunder Kinder. Unter normalen Verhältnissen beträgt die Hauttemperatur unter der Kleidung am Rumpf zwischen 35 bis 36°, an den entblößten Partien des Körpers 31 bis 32°. Wird der ganze Körper entblößt, so fällt bei niedriger Außentemperatur die Hautwärme nach einiger Zeit überall auf 31 bis 32°, wobei die rektale Temperatur nicht verändert ist. Während längeren Fastens fiel die Hauttemperatur durchschnittlich um 2 bis 3°, die rektale Temperatur blieb auch hier unverändert hoch. Blässe und leichte Zyanose, die dabei auftreten, sind Zeichen, daß es sich um einen regulatorischen Vorgang handelt, und sie erklären auch die geringere Hauttemperatur als Folge der schlechteren Hautdurchblutung.

Im allgemeinen wird die Kleidung so gewählt, daß mit dem Ruhen der Wärmeregulation das Gefühl der Behaglichkeit vorhanden ist; dies ist dann der Fall, wenn die Temperatur der Luft unter den Kleidern, welche die Haut umgibt, ungefähr 33° beträgt.

Der Kraftwechsel im Fieber

Was die quantitativen Verhältnisse des Stoffwechsels im Fieber anlangt, so gilt hier, wie bei allen chemischen Reaktionen, die van't Hoffsche Regel (R. G. T.-Regel[1]), wonach mit steigender Temperatur die Reaktionsgeschwindigkeit zunimmt; bei einem Temperaturanstieg von 10° wird die Geschwindigkeit, mit der chemische Reaktionen

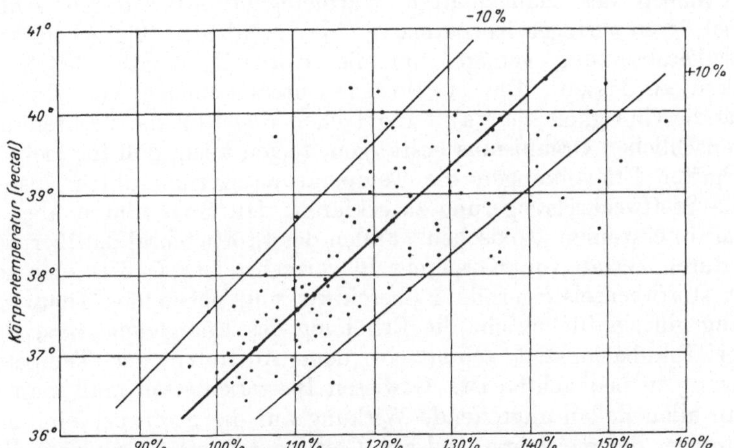

Abb. 1. Die Beziehung zwischen Grundumsatz und Körpertemperatur bei Fieber verschiedener Genese. Die Stoffwechselsteigerung erklärt sich durch die Temperatursteigerung entsprechend der van't Hoffschen Regel (Eugène F. du Bois).

ablaufen, zwei- bis dreimal so groß; das quantitative Ausmaß eines chemischen Vorganges verdoppelt oder verdreifacht sich somit für die

[1]) Reaktionsgeschwindigkeit-Temperatur.

Zeiteinheit. Wenn also bei einer (für den Warmblüter unmöglichen) Temperatursteigerung von 10° die Oxydationen des Ruhe-Nüchtern-Umsatzes verdoppelt werden, so entspricht einer Temperatursteigerung von 1° eine Stoffwechselsteigerung von etwa 10%, was bereits Pflüger festgestellt hatte. Du Bois hat durch die klinische Beobachtung eine schöne Bestätigung dieser Regel geliefert. Er stellte die Beziehung zwischen Temperaturanstieg und Stoffwechselsteigerung bei Fieber verschiedener Ätiologie fest und fand, daß ungefähr 90% der untersuchten Fälle der van't Hoffschen Regel in engen Grenzen folgten. Er berechnet die auf jeden Grad Temperaturerhöhung entfallende Kraftwechselsteigerung mit 13% des Grundumsatzes. Diese Beobachtungen wurden an erwachsenen Menschen gemacht. Für den kindlichen Organismus ist zu bedenken, daß mit abnehmenden Dimensionen die Masse im Verhältnis zur Oberfläche immer kleiner wird. Da die Wärmeproduktion rechnerisch ungefähr der Oberfläche entspricht, während die Masse das zu erwärmende Substrat darstellt, so ergibt sich, daß um so kleinere Stoffwechselsteigerungen zur Hervorbringung einer bestimmten Temperaturerhöhung nötig sind, je kleiner der Organismus ist. Hari hat dafür durch entsprechende Berechnungen und Untersuchungen den Beweis erbracht. Die Beobachtung bestätigt, daß das Kleinkind leichter und häufiger fiebert als der Erwachsene. Bei den engen wechselseitigen Beziehungen zwischen Körpertemperatur und Stoffwechselgröße wird man auch den umgekehrten Ablauf als zu Recht bestehend annehmen können. Das leichte Unterkühlen von Frühgeburten läßt sich dann (neben der mangelhaften Wärmeregulation) dadurch erklären, daß bei deren geringer Körpermasse eine verhältnismäßig geringe Stoffwechselherabsetzung genügt, um die Körpertemperatur beträchtlich absinken zu lassen. Die erwähnten Untersuchungen von du Bois, welche die Gültigkeit der van't Hoffschen Regel für die Verbrennungen im menschlichen Organismus bestätigen, zeigen auch, daß für viele Fälle fieberhafter Erkrankungen die Temperatursteigerung allein ausreicht, um die Stoffwechselsteigerung zu erklären. Du Bois nimmt aber auch an, daß in einzelnen „toxischen" Fällen der Stoffwechsel darüber hinaus noch durch Zerfall von Körpereiweiß vermehrt ist. Daß es eine solche direkt stoffwechselsteigernde Fiebereinwirkung neben der Temperaturwirkung gibt, dafür spricht die Erhöhung des Energieumsatzes, welche in der Inkubationszeit schon vor dem Auftreten der Temperatursteigerung zu beobachten ist. Gewissen Bakteriengiften muß man wohl eine an allen Zellen angreifende Wirkung auf die Stoffwechselintensität zuschreiben, die meist erregend zur Geltung kommt, in anderen Fällen aber herabsetzend und lähmend auftritt, wie für das Diphtherietoxin nachgewiesen ist.

Die Wege der Wärmeabgabe im Fieber sind dieselben wie bei normaler Körpertemperatur; Strahlung, Leitung und Wärmeabwälzung durch Wasserverdampfung werden in gleicher Weise wie beim normal temperierten Menschen benützt. Verschiebungen treten nur bei raschen Temperaturänderungen (steiler Anstieg, kritischer Abfall) auf.

II. Die Besonderheiten des kindlichen Organismus

Wenn man den kindlichen Organismus gegenüber dem des Erwachsenen kennzeichnen will, so muß man drei Haupteigenschaften hervorheben: Die Kleinheit, das Wachstum und die Jugendlichkeit. Diese drei Eigenschaften charakterisieren den Schauplatz, auf dem sich der kindliche Stoffwechsel abspielt.

Bisher war man vielfach gewohnt, das Wachstum in den Vordergrund zu stellen; man sah es als die stärkste Belastung des kindlichen Stoffwechsels an und machte es für den im Verhältnis zum Körpergewicht hohen Energieumsatz des Kindes verantwortlich. Viele am Kind zu beobachtende Besonderheiten wurden als Auswirkung des Wachstumtriebes gedeutet, dem man im Kräftehaushalt eine dominante Stellung einräumte.

Auch die Jugendlichkeit galt immer als besonderes Charakteristikum des Kindes. Man hielt es von vornherein für feststehend, daß ein jugendlicher Organismus einen intensiveren Stoffwechsel besitzen müsse als ein älterer. Wenn auch die spärlich vorhandenen diesbezüglichen Untersuchungen diese Ansicht zu bestätigen scheinen, so machte man doch den Fehler, den Alterseinfluß für viel wirksamer zu halten, als er tatsächlich ist.

Obwohl Wachstum und Jugendlichkeit eine große Rolle in der kindlichen Pathologie spielen, so ist ihre energetische Bedeutung gering gegenüber dem Faktor der Kleinheit, welche den weitaus größten Teil der physiologischen Besonderheiten des kindlichen Kraftwechsels verursacht; es soll daher auch in erster Linie der Einfluß der Kleinheit auf den kindlichen Energieumsatz erörtert werden.

Das Kind ist ein kleiner Organismus

Die energetische Flächenregel

Die wichtigste Feststellung für das Verständnis des Kraftwechsels ist die Tatsache, daß der Energieumsatz eine Flächenfunktion ist. Die Höhe des Energieumsatzes steht in engster Beziehung zu allen Flächenmaßen des Körpers, nicht aber zum Körpergewicht. Mathematisch ausgedrückt heißt dies: Der Stoffwechsel ist eine Funktion der 2. Potenz und nicht eine solche der 3. Potenz. Dies wird klar, wenn man den Stoffwechsel verschieden großer Organismen vergleicht. Bei der Gegenüberstellung der Kalorienproduktion von Ratte und Ochse differieren diese Größen nicht im gleichen Maße wie die Gewichte der Tiere, sondern ungefähr wie die Unterschiede der Körperoberflächen (oder ähnlicher Flächenmaße). Dieses Verhalten gilt nicht nur für kleine und große

Tiere verschiedener Art, sondern in gleicher Weise für junge und erwachsene Exemplare derselben Art.

Folgende Zusammenstellung Pirquets beleuchtet die geschilderten Verhältnisse. Als Ausdruck des Energieumsatzes ist die Nahrungszufuhr angeführt.

Tabelle 1

	Körpergewicht g	Tagesnahrung Nem (= $^2/_3$ Kal.)	$\frac{\text{Tagesnahrung}}{\text{Gewicht}}$ Nem per kg	(10 Gewicht)$^{2/3}$ in cm^2	$\frac{\text{Tagesnahrung}}{(10\,\text{Gewicht})^{2/3}}$ Nem per cm^2
Ratte	181	58	320	148	0,392
Neugeborenes Kind	2 200	336	152	784	0,429
Sechsjähriges Kind	18 400	1 970	107	3 230	0,610
Erwachsener Mensch	61 400	3 063	50	7 230	0,423
Ochse	632 100	15 200	24	34 200	0,445
Höchste und niedrigste Zahl	181 : 632 100	58 : 15 200	24 : 320	148 : 34 200	0,392 : 0,610
Verhältnis	1 : 3500	1 : 261	1 : 13,3	1 : 231	1 : 1,56

Stab 3 zeigt die Beziehung zwischen Nahrungszufuhr und Körpergewicht; mit zunehmender Größe des Organismus wird der relative Nahrungsbedarf der Körpermasse immer geringer, 1 kg Ochsengewebe verzehrt ungefähr $^1/_{13}$ der Nahrung, die 1 kg Rattengewebe verbraucht. Nahrungsbedarf bzw. Kraftwechsel und Gewicht zeigen somit kein gleichlaufendes Verhalten. Anders steht es mit dem Verhältnis zwischen der Flächenfunktion des Gewichtes und dem Nahrungsbedarf. Wie aus der Säule 5 ersichtlich ist, schwankt diese Relation nur innerhalb ganz geringer Grenzen, der größte Unterschied beträgt etwa das Anderthalbfache, so daß man biologische Beziehungen zwischen Stoffwechsel und Flächenfunktion des Gewichtes annehmen muß.

Bei der ersten Konzeption der Flächenbeziehung des Stoffwechsels hatte man an die Körperoberfläche gedacht (Bergmann, Rubner), welche in ihrer Ausdehnung die Wärmeverluste bestimme und damit auch regulatorisch, durch thermische Reize auf die Körperzellen, die Wärmebildung veranlasse. Die mangelhafte Übereinstimmung der tatsächlichen Ergebnisse hat zur Ablehnung eines ursächlichen Zusammenhanges zwischen der Ausdehnung der äußeren Körperoberfläche und dem Ausmaß der Wärmeproduktion geführt. Die in gewissen Grenzen zutreffende Beziehung zwischen Körperoberfläche und Stoffwechsel wurde als Erfahrungstatsache anerkannt, ihre theoretische Begründung aber aufgegeben, sie wird als Spezialfall der viel umfassenderen Flächenregel untergeordnet. Diese energetische Flächenregel (Hoesslin, Pfaundler) besagt, daß der Stoffwechsel proportional sei dem Werte von $P^{2/3}$, das heißt der Flächenfunktion der Körpermasse. In ähnlicher Weise vertritt Pirquet seit jeher die allgemeine Flächenbeziehung des Stoffwechsels. Bei gesunden Individuen laufen im allgemeinen die zahlenmäßigen Werte für die Oberfläche und für die $^2/_3$ Potenz des Gewichtes parallel.

Um zu entscheiden, ob die Ausdehnung der Körperoberfläche oder die Menge der atmenden Protoplasmamasse (in ihrer $^2/_3$ Potenz) mit der Höhe des Grundumsatzes kausal verknüpft ist, wurde am lebenden Menschen eine künstliche Disjunktion zwischen Oberfläche und Körpermasse in der Weise hergestellt, daß ein oder beide Beine mit einer Gummibinde hoch oben so fest umschnürt werden, daß die Blutgefäße vollständig komprimiert sind, wodurch ein beträchtlicher Teil der Körpermasse, das heißt das Gewebe des Beins, aus der Zirkulation bzw. von der allgemeinen Wärmebildung ausgeschaltet wird, während die nervöse Funktion der Haut weiter besteht. Es werden von der Oberfläche des abgebundenen Beins alle sensiblen Qualitäten weiter wahrgenommen, und die Wirksamkeit thermischer Reize auf den Stoffwechsel besteht fort. Ist der Kraftwechsel eine Funktion der Oberfläche, so muß er trotz Abschnürung unvermindert groß bleiben, ist er aber eine Funktion der Körpermasse, so muß er entsprechend der Gewebsverminderung verringert sein. Tatsächlich fällt der Grundumsatz während der Umschnürung ab, und zwar im Verhältnis zur Verkleinerung der Körpermasse, womit dargetan ist, daß nicht die Körperoberfläche der bestimmende Faktor für die Wärmebildung ist, sondern die Körpermasse in ihrer Flächenfunktion ($\sqrt[3]{\text{Gewicht}^2}$).

Alle Flächendimensionen haben prinzipiell dieselbe Beziehung zum Stoffwechsel wie die Körperoberfläche. Dies gilt sowohl für Flächen, welche am Körper tatsächlich gemessen werden, als auch für Flächenwerte, welche auf rechnerischem Weg zustande kommen. Die einfachste Form einer solchen zweidimensionalen Körpergröße stellt eben der Wert Gewicht$^{2/3}$ dar. Diesen Ausdruck $P^{2/3}$ legt denn auch Pfaundler seiner Flächenregel zugrunde. Er ist die arithmetische Reduktion eines dreidimensionalen Körpermaßes, des Körpergewichtes bzw. der Körpermasse, in ein zweidimensionales Flächenmaß. Eine sehr nahe Beziehung zur Formel $P^{2/3}$ zeigt die sogenannte Vierordt-Meehsche Formel zur Errechnung der Körperoberfläche aus dem Körpergewicht; die Formel lautet $O = m \cdot P^{2/3}$ und die auf diese Weise errechnete Körperoberfläche kommt den tatsächlichen Messungen sehr nahe. Die Konstante m wechselt nach Tierart und Ernährungszustand und wird nach der Gleichung $m = O \cdot P^{-2/3}$ berechnet. Für den normal genährten erwachsenen Menschen wird der Koeffizient m mit 12,3 angegeben, während für Kinder die Konstante mit dem Körpergewicht wechselt. Je schlechter der Ernährungszustand, um so höher ist im allgemeinen der Wert für m.

Neuerdings vorgenommene genaue Oberflächenmessungen haben du Bois zur folgenden rein empirischen Formel für die Körperoberfläche geführt: $O = P^{0{,}425} \cdot L^{0{,}725} \cdot 71{,}84$ (oder vereinfacht $O = \sqrt[2]{\text{Gewicht}} \cdot \sqrt[2]{\text{Länge}} \cdot 167{,}2$). Für die tatsächliche Messung der Körperoberfläche sind gewisse Unklarheiten noch nicht bereinigt; Pfaundler weist z. B. darauf hin, daß bei einem mageren Atrophiker mit faltenreicher runzeliger Haut sich ein anderer Oberflächenwert ergibt, wenn man die Hautfalten in die Messung einbezieht, als wenn man sie überspringt.

Da, wie gesagt, alle Flächenabmessungen des Körpers prinzipiell die gleichen Beziehungen zum Stoffwechsel haben, so ergibt sich die theoretische Berechtigung für die Einführung des Sitzhöhequadrates in die quantitative Stoffwechselbetrachtung; ihre praktische Bedeutung und Brauchbarkeit ist durch das Massenexperiment erwiesen. Die Sitzhöhe ist nach Pirquet die Körperlänge mit Ausschluß des variabelsten Teils, der Beinhöhe. Sie wird am aufrecht sitzenden Menschen von der Scheitelhöhe bis zur Unterstützungsfläche (Sitzfläche) gemessen. Die Pirquetsche Ernährungsfläche ist die lineare Sitzhöhe in ein Flächenmaß umgewandelt durch rechnerische Ermittlung ihres Quadrates. Auf dieses Sitzhöhequadrat läßt sich der Stoffwechsel des Menschen mit einer für alle Körpergrößen gleichbleibenden Gesetzmäßigkeit und Proportionalität beziehen, sei es, daß der Stoffwechsel von der Seite der Nahrungszufuhr, sei es, daß er von der Seite der Wärmeproduktion betrachtet wird (Nobel und Rosenblüth, Becher und Helmreich). Da zwischen Körpergewicht bzw. Körpervolumen und der Sitzhöhe enge Beziehungen bestehen in der Art, daß der Kubus der Sitzhöhe gleich dem 10fachen Körpergewicht ist, so kann man statt des Sitzhöhequadrates auch die Formel $(10\,P)^{2/3}$ verwenden. Für die Zwecke der individuellen Nahrungsverschreibung mit deren zahlreichen praktisch nötigen Angleichungen haben diese beiden Formeln die gewünschte Genauigkeit; für die subtileren Bedürfnisse der Beurteilung des Kraftwechsels ist eine Kombination beider Formeln vorteilhafter, da auf diese Weise ein Längenmaß, die tatsächlich gemessene Stammlänge, und das Körpergewicht benützt werden und sich gegenseitig ergänzen und ausgleichen. Diese kombinierte Formel für die Ernährungsfläche lautet $Si \times (10\,P)^{1/3}$ und sie entspricht offensichtlich einer Flächenfunktion.

Die Auswirkungen der Flächenregel

Will man die Unterschiede zwischen dem kindlichen Kraftwechsel und dem des Erwachsenen richtig verstehen, so ist es von größter Bedeutung, sich die Auswirkungen der Flächenregel klarzumachen. Die Grundlage der Sonderstellung des kindlichen Kraftwechsels ist in der stereometrischen Tatsache gelegen, daß sich bei Veränderungen in der Größe analog gebauter Körper das Verhältnis zwischen Oberfläche (bzw. Fläche schlechthin) und Volumen verschiebt. Je kleiner der Körper, um so größer ist die Oberfläche im Verhältnis zum Volumen bzw. zur Masse. Zur anschaulichen Erläuterung dieser Verhältnisse denke man sich das Kind dargestellt durch einen kleinen Würfel von der Dichte und Seitenlänge 1. Die Oberfläche des Würfels beträgt dann 6, während das Gewicht 1 ist. Der erwachsene Mensch wäre versinnbildlicht durch einen großen Würfel, der durch die Zusammenlegung von 8 kleinen

Würfeln zustande kommt. Durch die Aneinanderlagerung der 8 Einzelwürfel ist die Hälfte ihrer Oberflächen unsichtbar geworden. Die Oberfläche des großen Würfels beträgt nur 24, also die Hälfte von der Summe der 8 kleinen Würfel. Das Gewicht dagegen ist 8. Das Verhältnis von Oberfläche zu Gewicht beim kleinen Würfel ist 6:1, beim großen Würfel dagegen 3:1. Der Flächeneinheit entspricht somit beim kleinen Organismus ein geringerer Anteil der Masse als beim großen Körper.

Der Stoffwechsel ist eine Flächenfunktion: wenn man die gesamte Kalorienproduktion auf eine Fläche bezieht, so ist die Wärmebildung für jeden Quadratmeter des kleinen und großen Organismus beim Kind und Erwachsenen prinzipiell gleich groß. Der Stoffwechsel der Maus ist nicht intensiver als der des Elefanten, das Kind hat keinen (im wesentlichen) lebhafteren Energieumsatz als der Erwachsene. Wenn man den Kraftwechsel auf das Kilogramm Körpergewicht bezieht, so ist der Energieverbrauch um so größer, je kleiner der Organismus ist. Von diesem Standpunkt aus betrachtet vollbringt die Masseneinheit lebendigen Gewebes beim Kind eine größere energetische Leistung als beim Erwachsenen. Die Energiebilanz wird demnach mit fortschreitendem Wachstum immer günstiger.

Der wichtigste Unterschied des kindlichen Kraftwechsels im Gegensatz zu dem des Erwachsenen liegt wohl darin, daß es sich hier um einen kleineren Organismus handelt, an dem sich die Verschiebung des Verhältnisses Fläche zu Gewicht bzw. Volumen geltend macht. Mit der Veränderung der Dimensionen wechselt die Oberfläche nach der 2. Potenz, während das Gewicht bzw. das Volumen sich nach der 3. Potenz ändert. Neben diesem grundlegenden Unterschied machen sich die anderen Einflüsse (Jugendlichkeit, Wachstum) nur in geringfügigem Maße bemerkbar, so daß sie erst bei relativen Vergleichswerten (z. B. Kalorienproduktion pro Quadratmeter Körperoberfläche) deutlicher in Erscheinung treten. Dabei wird man bemerken, welch eine geringe Bedeutung diesen Verhältnissen zukommt. Die Auswirkung der Flächenregel teilt das Kind mit jedem kleineren Tier und der Unterschied zwischen dem Energieumsatz des Kindes und dem des erwachsenen Menschen ist vor allem ein Unterschied zwischen kleinem und großem Organismus. Von einem solchen Gesichtspunkt aus betrachtet, erklären sich die meisten Abweichungen des kindlichen Kraftwechsels auf rein mechanistische Weise. Irgendwelche Hypothesen über Besonderheiten des kindlichen Kraftwechsels im Gegensatz zu dem des erwachsenen Menschen können daher nur dann plausibel erscheinen, wenn sie in gleicher Weise auch auf erwachsene kleine und große Arten von Säugetieren anwendbar sind.

Je kleiner ein Organismus ist, um so kleiner sind auch die einzelnen Organe im Verhältnis zu den relativ größeren Anforderungen des Stoffwechsels. Beim Kind mag dieser intensiveren Arbeitslast die Jugendlichkeit und größere Unversehrtheit des Gewebes die Waage halten. doch gilt dies nicht für ein kleines erwachsenes Säugetier.

Man könnte daran denken, daß der für die Masseneinheit stärkere Stoffwechsel des kleinen Organismus (bei seiner andauernden Beanspruchung) zu einer schnelleren Abnützung und früheren Erschöpfung führt, wodurch sich die im allgemeinen kürzere Lebensdauer der kleinen Lebewesen gegenüber den großen Organismen (Maus—Elefant) erklären könnte.

Die Mehrbelastung aus der Ursache der Kleinheit betrifft vor allem die parenchymatösen soliden Organe, wie die Drüsen und die Muskeln. Auch die Hohlorgane bzw. ihre Kontenta bleiben beim kleinen Organismus hinter den Ansprüchen des relativ größeren Stoffwechsels zurück. Der Raum der Blutgefäße und des Herzens bzw. die Blutmenge sind in prinzipieller Hinsicht beim Kind kleiner und für den Stoffwechsel ungünstiger als beim Erwachsenen. Dasselbe gilt für den Darm mit seiner Kapazität und für den Blasenraum. Auch die kindliche Lunge steht mit ihrem mittleren Luftgehalt hinter dem Luftraum des erwachsenen Brustkorbes zurück.

Die verschiedenen (inneren und äußeren) Körperoberflächen dagegen entsprechen vollkommen den Bedürfnissen des Stoffwechsels, da sie als Flächen (= Funktionen der 2. Potenz) von derselben mathematischen Größenordnung sind wie die Anforderungen des Energieumsatzes. Die Hautoberfläche, die resorbierende Darmwand, die den Gasaustausch vollziehende Lungenalveolenoberfläche sind den Aufgaben des Stoffwechsels beim Kind in gleicher Weise wie beim erwachsenen Menschen gewachsen.

Der kindliche Kreislauf

Der Kreislauf ist der Diener des Stoffwechsels; mit diesen Worten ist seine Hauptaufgabe im Organismus charakterisiert; es ist klar, daß die engsten Beziehungen zwischen Blutumlauf und Stoffwechsel bestehen müssen, stellt doch das Blut das Vehikel dar, welches Sauerstoff[1]) und Nahrung den Zellen zubringt. Die Blutquantität, die in jeder Minute den Zellen zur Verfügung gestellt wird, muß dem Bedarf bzw. dem Verbrauch angemessen sein. Dabei muß man in erster Linie an die Sauerstoffzufuhr denken, welche keine Unterbrechung erleiden darf, da gespeicherter Sauerstoff in nennenswerter Menge nicht vorhanden zu sein scheint[2]). Wenn wir die Bedürfnisse der Gesamtheit aller Zellen, also den ganzen Organismus, ins Auge fassen, so ergibt sich, daß das Minutenvolumen des Herzens dem Sauerstoffverbrauch des Körpers proportional ist. Die Blutmenge, die im Verlauf einer Minute von der linken Kammer zu den Körperzellen geschickt wird, muß die zum Leben nötige Sauerstoffmenge enthalten; wenn der Grad der Aus-

[1]) Da die roten Blutkörperchen kernlos sind, so ist die Intensität ihres Eigenlebens reduziert und sie benötigen von dem ihnen zum Transport anvertrauten Sauerstoff nur wenig für den eigenen Verbrauch.

[2]) Vielleicht wird aber das Studium des Muskelhämoglobins und des Leberfarbstoffes unsere Kenntnisse in dieser Frage erweitern.

nützung des Blutsauerstoffs (während der Ruhe) bekannt ist, so läßt sich aus dem Minutensauerstoffverbrauch das annähernde Minutenvolumen des Herzens für verschieden große Organismen leicht berechnen. Der Sauerstoffgehalt des arteriellen Blutes beträgt durchschnittlich 19 Volumsprozent der Blutmenge, der Sauerstoffgehalt des venösen Blutes beträgt etwa 12 Volumsprozent. Der mit der Atmung ins Blut aufgenommene Sauerstoff ergänzt diese Differenz und bedeutet also etwa 7 Volumsprozent oder $^1/_{14}$ der Blutmenge, welche die Lungen oder irgendeinen anderen Teil der Blutbahn (z. B. den linken Ventrikel) passiert. Ein Beispiel möge dies deutlich machen. Wenn die Sauerstoffaufnahme während einer Minute 200 cm³ beträgt, so kommt diese Quantität 7 Volumsprozenten oder $^1/_{14}$ der Blutmenge gleich, welche während dieser Minute durch die Lungen oder durch den linken Ventrikel läuft; 200 cm³ sind somit $^1/_{14}$ des Minutenvolumens, das ganze Minutenvolumen beträgt aber dann 2,800 l.

Das Minutenvolumen entsteht als Produkt aus Schlagvolumen mal Pulsfrequenz. Wenn man das aus dem Sauerstoffverbrauch festgestellte Minutenvolumen durch die Zahl der Pulsschläge teilt, so erhält man das einzelne Schlagvolumen. Die nachfolgende Tabelle gibt einen Überblick über die ungefähre Größe des Schlagvolumens in den einzelnen Lebensaltern.

Tabelle 2

Alter in Jahren	Körpergewicht kg	Sauerstoffverbrauch pro Minute cm³	Minutenvolumen cm³	Pulsfrequenz	Schlagvolumen cm³
0	3	24	335	135	2,5
$^1/_2$	6	53	740	130	5,7
1	10	87	1220	120	10,2
2	12,7	104	1460	111	13,2
3	14,7	114	1600	107	15,0
4	16,5	123	1730	103	16,8
5	18	129	1810	99	18,2
6	20,5	140	1960	95	20,6
7	23	151	2120	92	23,0
8	25	159	2240	90	25,0
9	27,5	169	2370	88	27,0
10	30	179	2510	86	29,2
11	32,5	188	2650	84	31,6
12	35	195	2740	82	33,4
13	37,5	203	2850	80	35,7
14	41	214	3000	78	38,5
15	45	225	3150	76	41,4

Die nach dieser Methode berechneten Schlagvolumina sind um vieles geringer als die an der Leiche für den Ventrikelhohlraum ermittelten Maße. Und doch muß man voraussetzen, daß beim gesunden (kindlichen) Herzen sich der Ventrikel vollständig entleert, daß also Schlagvolumen und Ventrikelhohlraum identisch sind. Die Messungen an der Leiche werden gewöhnlich so vorgenommen, daß die Hohlräume des Herzens künstlich gefüllt werden, dabei wird das Herz stärker ausgedehnt, als es bei der normalen Ruhediastole der Fall ist; das herausgeschnittene Herz entbehrt der physiologischen Hemmung durch den Herzbeutel, welcher wie das Netz an einem Gummigebläse eine übermäßige Ausdehnung verhindert (Starling).

Wenn man sich ein Bild über die gesamte Herzgröße intra vitam machen will, so müßte man zum Innenraum der Herzhöhlen, welcher, da intra vitam nicht alle 4 Herzhohlräume gleichzeitig diastolisch erweitert sind, etwa 2 Schlagvolumina entspricht, das Volumen der Muskelmasse hinzurechnen, wobei 1 g 1 cm^3 gleichgesetzt werden könnte. Die Messungen an der Leiche ergeben, daß das Herzgewicht zum Körpergewicht in einem durch das ganze Leben in engen Grenzen gleichbleibenden Verhältnis steht: das Herzgewicht beträgt durchschnittlich ½% des Körpergewichtes. Berechnet man in solcher Weise die Herzgrößen, so erhält man ähnliche Zahlen, wie sie z. B. Preisich an der Leiche gefunden hat.

Von dem konstanten Verhältnis Herzgewicht zu Körpergewicht weicht eigentlich nur das Neugeborene etwas mehr ab, indem die Relation hier nicht 5‰, sondern etwa 8‰ beträgt. Diese größere Herzkraft des Neugeborenen hat wohl darin ihre Ursache, daß das fötale Herz wegen der Mehrbelastung infolge der Bewältigung des Plazentarkreislaufes muskelstärker ist.

Um es noch einmal hervorzuheben: das Minutenvolumen ist wegen seiner unmittelbaren Verknüpfung mit dem Stoffwechsel eine Funktion der 2. Potenz und unterliegt damit zum Teil der Flächenregel (Pirquet). Das Schlagvolumen dagegen ist an die Herzgröße gebunden, und das Herz steht als Teil des Körpers (wie alle einzelnen Körperorgane) zum Gesamtorganismus in der Beziehung einer 3. Potenz. Bei verschieden großen Individuen mit homologem Körperbau beträgt das Schlagvolumen als eine Funktion der 3. Potenz immer einen ziemlich gleichbleibenden aliquoten Teil der Körpermasse; wie aus unserer Tabelle ersichtlich, entspricht es ungefähr 1‰ der Körpermasse bzw. des Körpervolumens.

Die höhere Pulsfrequenz des Kindes ist nicht etwa als Ausdruck eines „erhöhten Stoffwechsels" des jugendlichen Organismus zu deuten, sondern sie ist lediglich die Folge seiner kleineren Dimensionen mit der Verschiebung des Verhältnisses Fläche:Volumen. Da beim Kind, das heißt mit Abnahme der Körpergröße, das Schlagvolumen mit der 3. Potenz kleiner wird, während der Minutenverbrauch nur nach der 2. Potenz abnimmt, so muß sich das kindliche Herz öfters entleeren, um den Anforderungen des Stoffwechsels nachzukommen. Die Vermehrung der Pulszahl mit dem relativen Kleinerwerden des Schlagvolumens ist eine Regulation, um das Minutenvolumen entsprechend ausgiebig zu machen.

Interessant und von praktischer Bedeutung sind die Überlegungen Pirquets über die Beziehungen zwischen Pulsfrequenz und Sitzhöhe. Die Pulsdauer, das heißt der reziproke Wert der Pulsfrequenz, zeigt eine direkte Relation zur 3. Wurzel aus dem Herzgewicht („Herzseite"), und da das Herzgewicht mit dem Körpergewicht parallel geht, auch zur 3. Wurzel aus dem Körpergewicht, oder mit anderen Worten: die Pulsdauer ist eine Funktion der 1. Potenz. Die Pulsdauer ist auch proportional einer anderen linearen Abmessung des Körpers, der Sitzhöhe. Als praktische Konsequenz dieser Erwägungen kann der Puls beim Menschen in der Sitzhöhenzeit gemessen werden, man zählt ihn so viele Sekunden lang, als die Sitzhöhe in Zentimetern beträgt. Trotz einer großen Variabilität ist zu sagen, daß im Kindesalter die Zählung des Pulses nach der Sitzhöhe übersichtlicher ist als die Zählung des Minutenpulses. Für gesunde Kinder jedes Alters ist ein Sitzhöhepuls von etwa 100 Schlägen die Norm, geringe Abweichungen von dieser Zahl zeigen sich einerseits bei Säuglingen, welche bis etwa 80 heruntergehen (die Ursache ist in der relativen Größe des Herzens gelegen), während anderseits die Kinder in der Pubertät etwas höhere Werte von durchschnittlich 110 Pulsen in der Sitzhöhezeit haben.

Feste Beziehungen zwischen der Größe des Stoffwechsels und der Pulsfrequenz, welche bindende Schlüsse erlaubten, wurden bisher bei Kindern ebensowenig wie bei Erwachsenen gefunden.

Änderungen in der Pulsfrequenz bedeuten nicht immer Änderungen im Stoffwechsel. Bei allen aufrechten Körperhaltungen, beim Sitzen, beim Knien, beim Stehen treten beträchtliche Pulsfrequenzsteigerungen auf, während der Sauerstoffverbrauch gleichzeitig nur ganz unbedeutend vermehrt ist. Irgendwie nennenswerte Muskelaktionen, welche durch die Beibehaltung der aufrechten Körperstellung bedingt wären, können für diese Pulsfrequenzsteigerung nicht in Betracht kommen, da dieselbe Pulsbeschleunigung auftritt, wenn der Körper passiv ohne jegliche Muskeltätigkeit in aufrechte Stellung gebracht wird. Wir haben diese

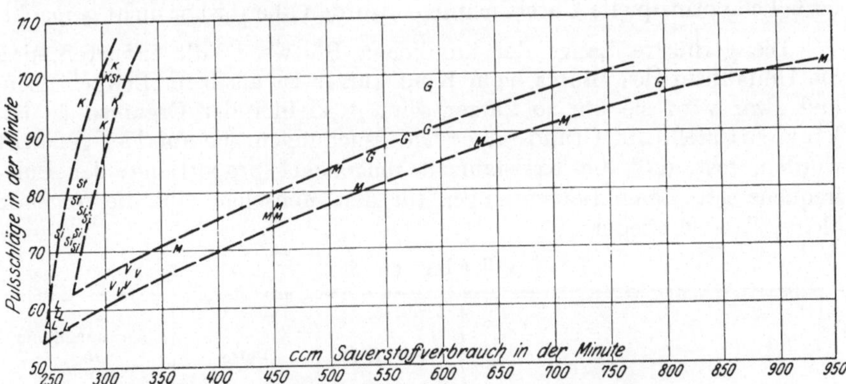

Abb. 2. Pulsfrequenz und Sauerstoffverbrauch der gleichen Versuchsperson im Liegen (*L*), Sitzen (*Si*), Stehen (*St*) und Knien (*K*), sowie während Muskeltätigkeit (*M*), während des Gehens (*G*) und während der Verdauung (*V*).

Art der Pulsfrequenzsteigerung als statische Pulsakzeleration bezeichnet und glauben, daß sie mit einer Verkleinerung des Schlagvolumens vergesellschaftet ist; beim Stehen scheint die Blutstauung in den unteren Körperpartien einen Teil des Blutes der allgemeinen Zirkulation vorzuenthalten, wodurch das Herz geringere Füllung erhält und nun zur Erhaltung eines gleichen Minutenvolums die Pulsfrequenz beschleunigen muß.

Größere Pulsfrequenzsteigerungen treten auch während der Muskeltätigkeit auf, dabei ist aber entsprechend der Stärke der Arbeit der gleichzeitige Sauerstoffverbrauch stark erhöht. Diese Pulszahlsteigerung steht mit der Muskelarbeit in kausalem Zusammenhang, und wir haben sie deshalb dynamische Pulsakzeleration genannt. Der erhöhte Sauerstoffverbrauch, welcher der dynamischen Pulsakzeleration zukommt, kann mit einer Vergrößerung des Schlagvolumens oder mit einer vermehrten Ausnützung des Blutsauerstoffes einhergehen.

Daß in einzelnen Fällen zwischen Pulszahl und Grundumsatz ein gewisser Parallelismus besteht, dafür sprechen die Untersuchungen von Schick, Cohen und Beck. Diese Autoren fanden häufig in der Rekonvaleszenz nach einer Reihe von Infektionskrankheiten (z. B. Pneumonie) zugleich mit einer Bradykardie einen für Tage oder Wochen erniedrigten Grundumsatz. Die Bradykardie bei postinfektiösen Zuständen ist nach diesen Autoren nicht auf Vagusreizung zu beziehen, sondern ein Zeichen des niedrigen Grundumsatzes.

Im Fieber pflegt (beim Erwachsenen) einer Erhöhung der Temperatur um je 1^0 über 37^0 eine Zunahme der Pulsfrequenz um je 7 Schläge in der Minute zu entsprechen. Es ist bekannt, daß bei Typhus die Zahl der Pulsschläge weniger hoch ansteigt, als die obige Regel anzeigt, daß bei Scharlach und Diphtherie dagegen höhere Zahlen erreicht werden. Haris Berechnungen (siehe S. 6) lassen annehmen, daß die Fiebertachykardie beim Kind kleiner ausfällt als beim Erwachsenen. Diesbezügliche prinzipielle Untersuchungen wurden aber bisher nicht gemacht.

Die geringere Länge der kindlichen Blutwege läßt erwarten, daß die Umlaufzeit des Blutes beim Kind kürzer ist als beim Erwachsenen, und zwar wird sie um so kürzer sein, je kleiner der Organismus ist. Vierordt stellt auf Grund seiner Untersuchungen, die am Tier gemacht wurden, fest, daß die Kreislaufzeit umgekehrt proportional der Pulsfrequenz ist. Seine Berechnungen für den Menschen gibt die folgende kleine Tabelle wieder:

Tabelle 3

	Gewicht kg	Pulse	Sekundendauer des Kreisumlaufes
Neugeborener	3,2	134	12,1
Dreijähriger	12,5	108	15,0
Vierzehnjähriger	34,4	87	18,6
Erwachsener	63,6	72	22,1

Die Dauer der Kreislaufzeit soll durchschnittlich 27 Pulse betragen[1]).

Ob zwischen kleinem und großem Organismus wesentliche Unterschiede in der auf das Körpergewicht bezogenen Blutmenge bestehen, ist bisher noch nicht eindeutig festgestellt. Von prinzipieller Bedeutung ist die Tatsache, daß die Blutmenge als eine Funktion der 3. Potenz bei kleinem und großem Individuum eher zum Körpergewicht in einer bestimmten Beziehung steht als zum Stoffwechsel, welcher Anforderungen in der Größenordnung einer 2. Potenz stellt. Je kleiner der Organismus ist, um so schneller muß sich die respiratorische Bluterneuerung vollziehen, und um so häufiger muß die Lunge passiert werden (und die Lunge gelüftet werden, siehe S. 18), damit die kleinere Blutmenge dem größeren Stoffwechsel Genüge leisten kann. Diese Verhältnisse wurden bezüglich Schlagvolumen und Minutenvolumen bereits besprochen. Es soll hier nur von der Bedeutung des Blutes als Gasträger die Rede sein. Der Blutsauerstoff ist fast zur Gänze an das Haemoglobin gebunden. Da diese Bindung eine chemische ist, so steigt die aufgenommene Sauerstoffmenge nicht proportional dem Druck (wie bei physikalischer Absorption), sondern erreicht schon bei der Spannung des Sauerstoffs in der atmosphärischen Luft fast das Maximum, beim Atmen in reinem Sauerstoff kann nur wenig mehr O_2 vom Blut aufgenommen werden, und bei mäßig erniedrigtem Partialdruck des Sauerstoffs wird nicht viel weniger O_2 an das Haemoglobin gebunden. Durch die Zwischenschaltung des Haemoglobins bleibt also die Sauerstoffaufnahme ins Blut, auch bei großen Schwankungen im äußeren Angebot, ziemlich konstant, und die Abgabe des Sauerstoffs an das Gewebe findet immer unter gleichem Druck statt. Das aufnehmbare Sauerstoffquantum ist also streng an die Blutmenge bzw. Haemoglobinmenge gebunden. Anders sind die Verhältnisse für die Kohlensäure, da diese nur zum Teil an das (Haemo)globin der Blutkörperchen gebunden wird, während der andere Anteil an die reichlich vorhandenen alkalischen Valenzen des Plasmas (Karbonate, Phosphate und Eiweißstoffe) sich anlegt; der gesamte CO_2-Gehalt des Blutes beträgt noch nicht einmal die Hälfte von der Menge, welche das Blut überhaupt aufzunehmen imstande wäre. Freilich tritt bei vermehrter Inanspruchnahme der Blutalkalien eine Verschiebung der Ionen mit nachfolgender Säuerung der Körpersäfte ein, so daß der Organismus einer Anhäufung der Kohlensäure im Blut bzw. im Gewebe durch vermehrte Abventilation zuvorkommen muß (siehe Abschnitt: Atmung).

Das Kohlensäureniveau im Blut steht in direkter Abhängigkeit von der Ventilationsgröße, während, wie oben auseinandergesetzt, die Sauerstoffaufnahme (in gewissen Grenzen) von der Atmung unabhängig ist und nur vom Bedürfnis des Stoffwechsels reguliert wird. Für die

[1]) Diese Unterschiede in der Blutumlaufzeit zwischen kleinen und großen Organismen müssen z. B. bei der Untersuchung der geschlossenen Alveolarluft (zur Bestimmung der venösen Kohlensäurespannung) berücksichtigt werden.

Kohlensäure kommt noch folgendes in Betracht: Sie ist nicht ein nutzloses Stoffwechselprodukt, das möglichst bald aus dem Körper entfernt werden muß, sie ist für den Körper das unentbehrliche Hilfsmittel, um die Reaktion seines Blutes und seiner Gewebe auf einen konstanten optimalen Wert einzustellen (Straub).

Die Atmung des Kindes

Bei der Betrachtung der Kreislaufverhältnisse hat es sich gezeigt, daß zwischen der Blutbewegung und dem quantitativen Stoffwechsel die engsten Beziehungen bestehen. Eine ähnliche Verknüpfung mit dem Energieumsatz ist auch für die Atmung zu erwarten, welche für den nötigen Gasaustausch zu sorgen hat.

Die Unterschiede in den Körperdimensionen zwischen Kind und Erwachsenem bzw. die Verschiebung des Verhältnisses Fläche: Gewicht werden die Respiration beeinflussen, da die Anforderungen an die Atmung sich nach der 2. Potenz verändern (entsprechend den Bedürfnissen des Stoffwechsels), während die Leistungsmöglichkeiten (Thoraxraum — einzelnes Atemvolumen) als Funktionen nach der 3. Potenz bestimmt werden. Die Verhältnisse sind aber bei der Atmung komplizierter als beim Kreislauf, da die Atmung zwei verschiedenen Aufgaben gerecht werden muß: erstens dem Gasaustausch und zweitens der Erhaltung der normalen Blutreaktion. Da Sauerstoffmangel erst in höheren Graden erregend auf das Atemzentrum wirkt, ist unter normalen Verhältnissen die Kohlensäure der Atemreiz (für die unbewußte Atmung). Wie schon erwähnt (siehe S. 17), ist die Sauerstoffaufnahme in gewissen Grenzen unabhängig von der Ventilation, da der Sauerstoff chemisch an das Haemoglobin gebunden ist. Unter normalen Verhältnissen ist das Blut vollständig mit Sauerstoff gesättigt, so daß eine Überventilation die Sauerstoffbindung nicht steigern kann. Die Bindungsmöglichkeiten für die Kohlensäure sind aber kaum bis zur Hälfte ausgenützt, so daß das Kohlensäureniveau in direkter Abhängigkeit von der Ventilationsgröße steht. Bei verringerter Atemtätigkeit kann der Kohlensäuregehalt des Blutes ansteigen, andauernde Überventilation setzt die Kohlensäuremenge im Blut herab. Das Blut bildet solchermaßen ein Reservoir für die Kohlensäure, deren Spiegel durch die Atemtätigkeit leicht geändert werden kann.

Die Flächenregel muß sich auch an der Atmung auswirken und sie ließ beim Kind gegenüber dem Erwachsenen gesetzmäßige Unterschiede im Atemvolumen, in der Atemfrequenz und im Minutenvolumen vermuten. Es war zu erwarten, daß beim Kind der Luftkonsum nicht entsprechend dem Körpervolumen reduziert ist, sondern gemäß den Anforderungen des Stoffwechsels ungefähr entsprechend der Körperoberfläche. Der Luftwechsel muß verhältnismäßig um so größer sein, je kleiner der Organismus ist.

Die tatsächlichen Untersuchungen haben aber darüber hinaus für das Kind eine unverhältnismäßig ausgiebige Überventilation aufgedeckt, welche um so stärker in Erscheinung tritt, je kleiner das Kind ist. Wenn wir von Überventilation sprechen, so wollen wir damit ausdrücken, daß das Kind zur Durchführung des für den Stoffwechsel notwendigen Gasaustausches in den Lungen relativ größere Luftmengen benötigt als der Erwachsene.

Zur Bestimmung der Atemgröße kann man sich des Kroghschen Spirometers bedienen, welches für diesen Zweck vor den gewöhnlichen Spirometern den Vorteil bietet, daß die Kohlensäure der Exspirationsluft absorbiert wird, wodurch eine Beeinflussung des Atemzentrums durch die CO_2 vermieden ist. Nicht ganz physiologisch ist der Umstand, daß beim Kroghschen Spirometer trockener Sauerstoff statt feuchter Luft geatmet wird. Wie Vergleiche ergeben haben, ist das einzelne Atemvolumen bei Sauerstoff- und bei Luftatmung von gleichem Ausmaß. Ob der Mangel an Feuchtigkeit einen Fehler bedeutet, steht dahin. Besser eignet sich für die Feststellung des Atemvolumens das Differenzspirometer, bei welchem alle erwähnten Abweichungen von den physiologischen Verhältnissen ausgeschaltet werden können. Vollkommen physiologische Voraussetzungen für die Bestimmung der Atemgröße hat man bei Benützung eines Spirometers niemals, doch steht bis jetzt keine andere Methode zur Verfügung.

Wenn man die mit einem Spirometer geschriebenen Atemkurven ausmißt, so ergibt sich ein relativ um so größeres Atemvolumen, je kleiner das untersuchte Kind ist. Wenn man die Kinder nach dem Gewicht anreiht (Tabelle 4), so ergeben die Werte für das Atemvolumen kein proportionales Verhalten, denn das Ausmaß des einzelnen Atemzuges ist bei den kleineren Kindern nicht dem Körpergewicht entsprechend vermindert, sondern weniger stark herabgesetzt[1]). Wenn man dagegen die Atemvolumina nach einer Flächenfunktion (z. B. Sitzhöhequadrat oder nach dem basalen Sauerstoffverbrauch) anordnet, so ergibt diese Gruppierung ein proportionales Verhalten, es ist aber schwer zu entscheiden, ob dies einen Zufall oder ein Prinzip bedeutet. Jedenfalls steht es fest, daß beim Kind gegenüber dem Erwachsenen schon für den einzelnen Atemzug eine Überventilation besteht, welche um so stärker hervortritt, je kleiner der Organismus ist.

Wenn man nun berücksichtigt, daß beim Kind die Atmung viel frequenter ist als beim Erwachsenen (von 35 bis 40 Atemzügen beim Neugeborenen absinkend bis zu 16 bis 18 beim erwachsenen Menschen), so ist es klar, daß das Minutenvolumen, auf das es wesentlich ankommt, beim Kind verhältnismäßig weit größer ist als beim Erwachsenen. Während bei den größeren Kindern und beim Erwachsenen das Minutenvolumen um 8 l schwankt, ist es bei ganz kleinen, zwei- und dreijährigen Kindern (bei Spirometeratmung) nicht viel geringer, es beträgt 5 bis 6 bis 7 l (Tabelle 4). Die schon im einzelnen Atemzug erkennbare Überventilation ist im Minutenluftverbrauch noch bedeutend stärker geworden. Diese dauernde und physiologische Überventilation (im oben erklärten Sinne) ist das hervorstechendste Merkmal der kindlichen Atmung.

---

[1]) Hilsinger kam kürzlich zu einem gleichen Ergebnis.

Tabelle 4

Name	Alter in Jahren	Gewicht in kg	Standhöhe in cm	Sitzhöhe in cm	(Sitzhöhe)²	Sauerstoffverbrauch in cm³/Min.	Einzelnes Atemvolumen in cm³ ¹)	Atemfrequenz	Minutenvolumen in cm³
St. A. ♀ ..	$13^{11}/_{12}$	51	171	87	7569	293	548	14,2	7800
							570	13,8	7880
							520	14,7	7630
F. M. ♀ ..	$14^{9}/_{12}$	58,6	157	85	7225	248	480	20	9600
							475	20	9500
G. G. ♀ ...	$14^{2}/_{12}$	53,6	155	83	6889	253	560	15	8250
							470	18	8470
L. E. ♀ ...	$13^{10}/_{12}$	58,5	151	83	6889	249	746	10,8	8050
							668	12	8020
							676	12	8100
K. J. ♂ ...	$14^{2}/_{12}$	33,9	152	81	6561	230	500	16	8000
							495	15,7	7800
K. G. ♂ ...	$13^{10}/_{12}$	48,7	161	81	6561	290	534	17	8900
H. M. ♀ ...	$12^{11}/_{12}$	41,3	131	77	5929	207	390	19,8	7730
							423	18,2	7690
							400	20,2	8080
P. H. ♀ ...	$12^{9}/_{12}$	26,2	142	73	5329	166	415	13,8	5730
							415	13,3	5520
S. F. ♂....	$12^{5}/_{12}$	33,5	137	73	5329	192	360	25	9130
							350	24,5	8570
H. T. ♂ ...	$10^{11}/_{12}$	30,9	134	72	5184	187	381	19	7240
S. J. ♂....	$8^{2}/_{12}$	21	122	65	4225	161	280	24,7	6900
							290	23	6680
M. A. ♀ ...	$8^{5}/_{12}$	22,9	120	64	4096	139	295	25	7370
							295	23	6800
K. M. ♀ ...	$6^{4}/_{12}$	16,7	113	62	3844	129	265	23,5	6250
							265	25,6	6520
V. H. ♀ ...	$5^{8}/_{12}$	20,9	110	62	3844	159	310	24,4	7570
							300	27	8100
							305	26,5	8070
							342	21,5	7370
K. E. ♂ ...	$5^{11}/_{12}$	17	110	60	3600	156	280	27,2	7600
							275	27,8	7650
T. L. ♂....	$5^{0}/_{12}$	16,8	108	59	3481	152	270	32	8600
B. T. ♀ ...	$6^{7}/_{12}$	17,3	107	58	3364	153	293	25	7330
							298	29	8670
P. L. ♀....	$5^{4}/_{12}$	16,8	100	57	3249	131	220	33,3	7320
							225	34,7	7620
D. S. ♀ ...	$5^{0}/_{12}$	14,4	104	57	3249	133	295	20	5900
							310	18	5600
E. V. ♂ ...	$4^{10}/_{12}$	15,6	100	55	3025	144	275	32	8800
H. M. ♀ ...	$3^{0}/_{12}$	13,5	91	54	2916	96	266	35	9320
H. G. ♀ ...	$3^{0}/_{12}$	12	94	52	2704	110	205	34,3	7040
							190	38	7230
G. L. ♀ ...	$1^{9}/_{12}$	10	82	46	1916	96	195	43	8335
							200	41	8200
							180	41	7380
							217	34	7300
							205	40,5	8300

Anmerkung: Es wurden nur solche Kinder zu den Versuchen herangezogen, welche entsprechend vorgeübt waren und vollkommen ruhig atmeten.

¹) Die angegebenen Zahlen sind die Mittelwerte aus den einzelnen Atemzügen je einer Krogh-Kurve.

Diese Überventilation wirkt sich auch in der Zusammensetzung der Exspirationsluft aus, und zwar wird der Kohlensäuregehalt der Ausatmungsluft mit abnehmender Körpergröße immer geringer. Während der CO_2-Gehalt beim Erwachsenen ungefähr 4½% beträgt, werden beim Kind mit abnehmenden Dimensionen immer kleinere Werte gefunden. Bei einem fünfjährigen Kind z. B. mit einem Gewicht von 14,4 kg war der CO_2-Gehalt der Exspirationsluft durchschnittlich 1,74%.

Tabelle 5

Name	Alter in Jahren	Gewicht in kg	Standhöhe in cm	Sitzhöhe in cm	CO_2-Gehalt der Exspirationsluft in Prozent
St. A.	$14^6/_{12}$	61,3	174	91	3,7
					4,0
K. H.	$13^6/_{12}$	52,2	153	84	3,3
Sch. Ch.	$7^{10}/_{12}$	20,5	118	65	3,1
H. N.	$5^5/_{12}$	17,9	111	62	2,15
					2,45
B. E.	$5^3/_{12}$	14,4	102	60	1,82
					1,66

Zuverlässige Untersuchungen über die Zusammensetzung der Alveolarluft sind an Kindern noch nicht angestellt worden, obwohl es interessant wäre, etwaige Unterschiede zwischen kleinem und großem Organismus aufzudecken. Bei älteren Knaben und Mädchen fanden Fitzgerald und Haldane für die alveoläre Kohlensäurespannung etwas niedrigere Werte als bei erwachsenen Männern und Frauen, ein gleiches Ergebnis zeitigten eigene Untersuchungen. Doch sind die klinischen Methoden der Alveolarluftbestimmung insbesondere für kleinere Kinder nicht einfach genug, um aus den Resultaten bindende Schlüsse ziehen zu können, da sie ein ausgesprochen aktives Mitwirken der Versuchsperson erfordern.

Es ist schwer, sich über die Ursache oder über den Zweck der kindlichen Überventilation ein Urteil zu bilden. Wahrscheinlich steht dabei die Kohlensäure im Mittelpunkt des Problems, und es ist naheliegend, an die Regulation des Säure—Basen-Gleichgewichtes zu denken. In diesem Zusammenhange muß auf die Arbeiten von György, Kruse und Mitarbeitern hingewiesen werden, welche bei Säuglingen einen gegenüber dem Erwachsenen etwas geringeren Gesamtkohlensäuregehalt im Blute fanden. Die Überventilation könnte auch notwendig sein, um die beim Kind bestehenden anatomischen Schwierigkeiten für die Kohlensäureeliminierung zu kompensieren. Die relativ kleinere Blutmenge des Kindes muß die verhältnismäßig größere Kohlensäuremenge zur Lunge bringen, wobei die vermehrte Pulsfrequenz des Kindes vielleicht helfend auftritt. Eine weitere Erleichterung für die CO_2-Diffusion, um entsprechend rasch den Kohlensäureüberschuß abgeben zu können, liegt in einem größeren Kohlensäuregefälle zwischen Blut und Alveolarluft. Ein solches größeres Kohlensäuregefälle durch geringere CO_2-Spannung in der Alveolarluft muß als Folge der kindlichen Überventilation angenommen werden. Ein Zeichen dafür ist vielleicht der erwähnte geringere Kohlensäuregehalt der Exspirationsluft.

Die Besonderheit der kindlichen Atmung ist eine Tatsache, unsere Erklärungen dafür sind bisher nur Hypothesen. Ein kleiner Organismus hat im Verhältnis zum großen Organismus eine ausgiebigere Atmung; dies gilt beim Vergleich zwischen Kind und Erwachsenem, aber ebensosehr z. B. zwischen einem erwachsenen Menschen und einem Elefanten. Das Wort Überventilation ist daher eigentlich ein nicht ganz zutreffender Ausdruck und nur als relativer Begriff anzusehen.

Die kindliche Verdauungsarbeit

Der Verdauungstrakt hat die Aufgabe, die Energiezufuhr zu gewährleisten. Der Nahrungsbedarf bzw. die zugeführte Nahrungsmenge ist dem Stoffwechsel entsprechend eine Flächenfunktion, die Ausdehnung der resorbierenden Darmfläche ist von derselben Größenordnung und damit der geforderten Leistung vollkommen gewachsen. Es besteht sonach keine Überlastung des kindlichen Darmtraktes durch die Nahrungsaufnahme, soweit die resorptive Kraft in Frage kommt. Der Darmraum dagegen ist beim Kind im Vergleich zum Erwachsenen als voluminöses Organ (siehe S. 12) relativ kleiner, als Stoffwechsel und Nahrungszufuhr es verlangen würden. Der Magen-Darm-Raum des Kindes kann somit nicht relativ gleich große, dem Stoffwechsel adäquate Füllungen fassen wie beim Erwachsenen und muß deshalb mit häufigeren und kleineren Portionen versorgt werden.

Diese Bemerkungen treffen nur das Prinzipielle der Verhältnisse, während tatsächlich verschiedene Anpassungen modifizierend eingreifen. Von manchen Seiten wird die Ansicht vertreten, daß die verhältnismäßig reichliche Nahrungsaufnahme des Kindes die Verdauungsfähigkeiten des Darms in höherem Maße in Anspruch nehme als beim Erwachsenen. Die Neigung zu quantitativen Nährschäden, welche in der Pathologie des frühen Kindesalters dominieren, sind nicht die Folge insuffizient werdender Darmtätigkeit, der kindliche Darm ist wohl empfindlich und ungeschützt gegen Infektionen und qualitative Schäden, aber keineswegs überanstrengt durch sein normales Arbeitspensum. Der Toleranzbegriff ist an die Zellverdauung, an die Verarbeitung der Nahrung in den Zellen geknüpft. Die Darmverdauung macht die Nahrung nur blutfähig, die Zellverdauung ist das Wesentliche, und von dort nehmen die quantitativen Nährschäden ihren Ausgang. Dieser Erkenntnis Rechnung tragend, hat man auch den alten Begriff des Magen-Darm-Katarrhs im Säuglingsalter zugunsten der nicht allein im Darm lokalisierten Ernährungsstörung umgeändert.

Die absolut kürzere Länge des kindlichen Darms bedingt eine kürzere Verweildauer der Nahrung, und damit könnten die voluminöseren, wasserreicheren Stühle des Kindes in Zusammenhang zu bringen sein.

Die kindliche Nierentätigkeit

Auch für die Nierentätigkeit gelten die Weiterungen, die sich aus der Flächenregel ergeben. Die Niere des Kindes ist als parenchymatöses Organ relativ kleiner, als es die Bedürfnisse des kindlichen Stoffwechsels im Gegensatz zu denen des Erwachsenen erfordern würden. Da die Flüssigkeitsaufnahme im Verhältnis zu den festen Nahrungsbestandteilen bei Kind und Erwachsenem ungefähr gleich groß ist (die Nahrung ist im Sinne Pirquets mit Milch verglichen bei beiden von anderthalbfacher Konzentration), so bedeutet dies, daß der kindliche Organismus im Verhältnis zum Körpergewicht mehr Wasser zugeführt bekommt als der Erwachsene und dementsprechend auch mehr Wasser abgeben muß. Ceteris paribus hätte die kindliche Niere eine größere Flüssigkeitsmenge zu bewältigen, es tritt aber die relativ mehr ausgedehnte Hautoberfläche und die ausgiebigere Lungenventilation entlastend ein. In gleicher Weise ist eine Beobachtung von Ebel und Tezner zu deuten, welche fanden, daß beim Kind eine Wasserzulage die Harnmenge nicht vermehrte, was im Widerspruch steht mit den Erfahrungen beim Erwachsenen. Offenbar wird beim Kind der Haut- und Lungenweg zur Flüssigkeitsausscheidung viel intensiver benützt als beim Erwachsenen. Diese auffallende Beobachtung bedarf allerdings noch weiterer Nachprüfungen.

Flächenregel und Muskelarbeit

Es gibt noch eine Reihe von Besonderheiten des kindlichen Kräftehaushaltes, welche als energetische Auswirkungen der Flächenregel zu erklären sind. Dazu gehören alle Verhältnisse, bei denen Bedürfnisse und Vorgänge, die Funktionen nach der 2. Potenz darstellen, mit Einrichtungen nach der 3. Potenz in Wechselbeziehungen treten. Bei der Besprechung des Fiebers erwähnten wir, daß zur Erzeugung einer gleich hohen Temperatursteigerung um so weniger Wärme im Verhältnis zur Größe des Grundumsatzes verwendet werden muß, je geringer die zu erwärmende Körpermasse ist. Schon aus diesem Grunde neigt das Kleinkind zu höheren Fiebergraden als der Erwachsene. Auch bezüglich der Muskelarbeit ergeben sich zwischen Kind und Erwachsenem keine einfachen Übereinstimmungen. Aus Hoesslins Erwägungen geht hervor, daß die Summe der (möglichen) Tagesleistungen verschieden großer Organismen zu $P^{2/3}$ konstante Beziehungen hat. Diese Außenarbeit wird aus den Überschüssen der täglichen Nahrungsmengen bezahlt und ist also schon durch die Nahrungszufuhr mit der Flächenregel verknüpft. Wenn wir aber die Arbeitskosten feststellen, welche zur Bewegung des eigenen Körpers und seiner Teile erforderlich sind, so zeigt sich, daß der Leistungszuwachs für die gewohnten Körperbewegungen den kindlichen Grundumsatz um so weniger erhöht, je kleiner das Kind ist.

Es wurde bei einer Reihe von verschieden großen Kindern der Energieaufwand für eine relativ gleich große und gleich bedeutende Körperbewegung festgestellt. Die untersuchte Bewegung bestand darin, daß kleine und große Kinder in gleicher bzw. ähnlicher Weise in Rückenlage die Beine hoben. Bei den kleinsten der untersuchten Kinder beträgt die Steigerung des Ruhe-Nüchtern-Umsatzes durch die

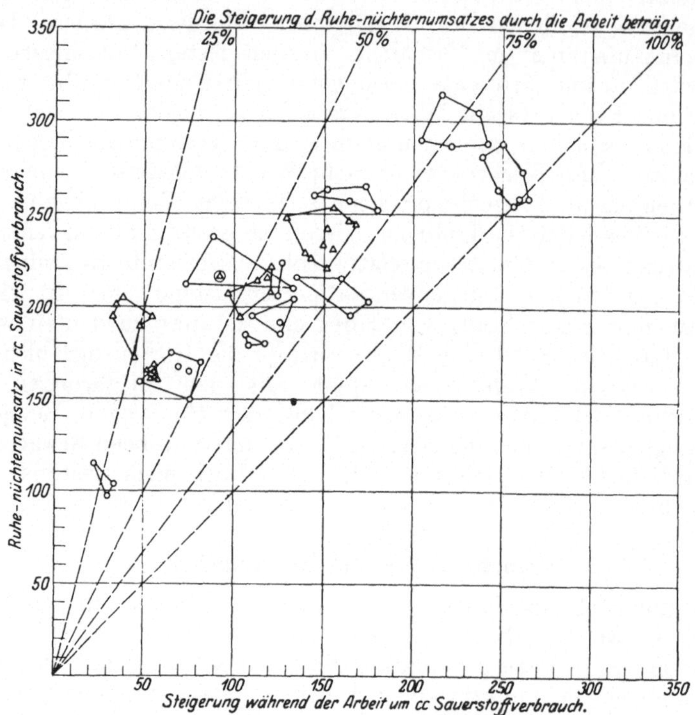

Abb. 3. Die Arbeitskosten für eine relativ gleiche Leistung wachsen mit zunehmender Größe des Organismus

geschilderte Bewegung 20 bis 25%. Je größer die Kinder sind, desto erheblicher ist der Kraftaufwand für dieselbe verhältnismäßig gleich große Leistung. Im Verhältnis zum Ruhe-Nüchtern-Umsatz ist bei den größten der untersuchten Kinder der Energieverbrauch während der Muskeltätigkeit um 80 bis 100% angestiegen. Die Kinder mittlerer Größe reihen sich mit entsprechend geringeren Arbeitskosten ein. Die verwendete Methodik ist verhältnismäßig roh und erlaubt nur bei deutlichen Ausschlägen bindende Schlüsse. Die aufgedeckten Unterschiede sind aber so groß, und die Resultate ordnen sich bei den verschiedenen Kindern gleichsinnig zu einem einheitlichen Bild, so daß das Gesetzmäßige des Verhaltens deutlich hervortritt. Je kleiner ein Kind ist, um so geringer ist die prozentuelle Steigerung, die der Energieumsatz durch eine und dieselbe verhältnismäßig gleich große Muskeltätigkeit erfährt. Die alltägliche Muskelarbeit für die Bewegung des eigenen Körpers spielt im Gesamtkraftwechsel des Kindes eine viel geringere Rolle als beim erwachsenen Organismus. Das Kind muß für die Bezahlung seiner Bewegungen einen viel kleineren Energieverbrauch dransetzen im Verhältnis zu den Kosten des Grundumsatzes

Tabelle 6

Der kleine und der große Organismus bezahlt jedes Kilogrammeter geleisteter Arbeit mit der gleichen Kalorienmenge

Name, Geschlecht	Alter in Jahren	Gewicht kg	Gewicht eines Beines kg	1/2 Hubhöhe cm	kgm in 1 Sekunde	O_2-Verbrauch für Arbeitskosten pro Sekunde cm^3	$\frac{O_2}{kgm}$
H. ♀	$3^0/_{12}$	14	1,75	12	0,21	0,45	2,14
K. ♂	$6^2/_{12}$	17	2,12	14	0,3	0,73	2,42
J. ♂	$5^9/_{12}$	17,5	2,19	18	0,385	0,85	2,2
B. ♀	$9^3/_{12}$	19	2,38	18	0,425	1,33	3,12
K. ♂	$10^2/_{12}$	25	3,12	20	0,625	1,86	2,96
O. ♀	$9^1/_{12}$	27	3,38	20	0,675	1,70	2,52
Z. ♂	$14^2/_{12}$	28	3,50	20	0,7	2,5	3,56
P. ♀	$14^2/_{12}$	29	3,62	21	0,76	2,2	2,88
H. ♀	$9^8/_{12}$	31	3,87	21	0,815	2,12	2,6
S. ♂	$11^{10}/_{12}$	32	4,00	23	0,92	1,53	1,74
S. ♀	$13^{10}/_{12}$	38	4,75	25	1,19	2,62	2,2
D. ♀	$14^6/_{12}$	52	6,50	23	1,5	4,03	2,86
S. ♀	16	54	6,75	23	1,55	2,68	1,74
H. ♀	$13^0/_{12}$	61	7,62	23	1,75	3,83	2,18

als der große Organismus des erwachsenen Menschen. Damit wird es nun auch erklärlich, daß sich das Kind im Spielalter den ganzen Tag in rastloser Tätigkeit bewegen kann, was bei einem Erwachsenen unmöglich wäre. Und es wird auch verständlich, wenn bei Kraftwechseluntersuchungen kleiner Kinder der Ruhe-Umsatz durch sichtbare Muskelunruhe nur wenig erhöht wird, während erwachsene Menschen unter solchen Umständen recht beträchtliche Verfälschungen des Ruhe-Nüchtern-Umsatzes aufweisen.

Eine rein physikalische Betrachtungsweise vermag diese Verhältnisse vollständig aufzuklären. Die bei der Bewegung der Beine geleistete Arbeit ist eine Größe der 4. Dimension, da sie aus Gewicht mal Weg entsteht. Die Arbeit bzw. der ihr proportionale Energieverbrauch wächst mit zunehmenden Dimensionen nach der Größenordnung der 4. Potenz, während der Grundumsatz, mit dem die Arbeitskosten verglichen werden, nach der 2. Potenz größer wird. In diesem ungleichmäßigen Anwachsen liegt die Erklärung dafür, daß die zwar in ihrer Form relativ gleiche Bewegung beim Kind eine weit geringere energetische Leistung darstellt als beim Erwachsenen; bei kleinem und großem Organismus wird dabei jedes Kilogrammeter geleisteter Arbeit mit ungefähr derselben Kalorienmenge bezahlt. (Die Unterschiede im Drehmoment der Kraft wurden bei den ausgeführten Berechnungen nicht berücksichtigt.)

Eine Auswirkung der Flächenregel zeigt sich auch darin, daß mit abnehmenden Körperdimensionen die Nahrungsstoff**reservoire** schneller an Größe abnehmen als die Bedürfnisse des Stoffwechsels (siehe S. 12).

Klinisch tritt dies in Erscheinung in der erhöhten Azetonbereitschaft des Neugeborenen und des Säuglings, die man zum Teil wenigstens auf die schnellere Erschöpfung der relativ kleineren Glykogenspeicher in der Leber und im Muskel zurückführen muß. Die Speicherungsfähigkeit für Fett ist weit weniger begrenzt. Immerhin ist die Menge deponierten Fettes bei gleich gutem Ernährungszustand beim Kind relativ kleiner als beim Erwachsenen, und bei Unterernährung bzw. beim Hungern tritt deswegen beim Kind der Fettschwund und das Bild der Atrophie schneller und weitergehend auf. Der Brennstoffvorrat ist beim Säugling im Verhältnis zu den größeren Anforderungen des Stoffwechsels geringer als beim Erwachsenen. Je kleiner der Organismus, um so schneller wird ceteris paribus der Hungertod wegen Erschöpfung der Vorräte eintreten, wenn nicht die gewöhnliche Intensität des Lebens herabgesetzt werden kann und der kleine Organismus mit einer Vita minima sein Leben fristet. In diesem Zusammenhang ist es von Interesse, daran zu erinneren, daß der Säugling sein Reservefett vorwiegend unter der Haut deponiert, während beim Erwachsenen auch umfangreiche innere Fettlager angelegt werden.

Das Kind ist ein jugendlicher Organismus

Es ist schwer, den Begriffsinhalt der Jugendlichkeit zu bestimmen und rein zu scheiden, es wird sich immer eine Beziehung und Verknüpfung mit dem Begriff des Wachstums ergeben. Weissman stellt die These auf, die (Ei-)Zelle könnte nur eine bestimmte Anzahl von Tochtergenerationen erzeugen. Rubner lehrt dasselbe nur in energetischer Hinsicht betrachtet: Die lebende Substanz kann nur eine begrenzte Zahl von Lebensaktionen zur Freimachung von Energie aus den Nahrungsstoffen durchführen. Der Kern beider Ansichten ist die Begrenzung des individuellen Lebens, indem sich die Lebenskraft mit der Zellvermehrung und der Zersetzung von Nahrungsstoffen allmählich erschöpft. Pfaundler tritt dem entgegen und sagt, die Erlahmung der Lebensenergie beim Wachsen und Altern liegt nicht im lebenden Protoplasma begründet, sondern in den zunehmenden Hemmungen und Verschlechterungen der Wirkungsbedingungen. Das Kind unterscheide sich vom Erwachsenen nicht durch einen höheren Grad von Lebensenergie, sondern durch geringere Hemmung. Die Hemmung kommt durch die für den umfangreicheren Organismus nötige Differenzierung (Umwandlung von Protoplasma in Paraplasma) und die zunehmende Ausbildung von Zwischensubstanzen, welche den Stoffaustausch für die Zellen erschwert. Aber nicht nur strukturelle Hemmungen bilden sich aus, das ganze innere Milieu, in dem die Zellen leben, beispielsweise die Gewebssäfte bekommen wachstumhemmende Eigenschaften: Das Plasma erwachsener Tiere ist für eine Gewebszüchtung in vitro kein geeignetes Medium für die Vermehrung embryonaler Elemente. Welcher Theorie man auch beipflichten mag, der allmählichen Erschöpfung der Lebenskraft oder der zunehmenden Hemmung für ihre Wirkung, die Tatsache besteht jedenfalls zu Recht, daß im jugendlichen Organismus die Zellteilungen (und Gewichtsvermehrungen) sowie die Umsetzungen im Stoffwechsel viel rascher vor sich gehen als beim Erwachsenen, und zwar um so rascher, je jugendlicher der Organismus ist. Das jugendliche Gewebe ist zellreicher, das ältere Gewebe enthält mehr energetisch inaktive Zwischensubstanzen (Metaplasma oder Paraplasma).

Die energetischen Unterschiede zwischen dem jugendlichen Gewebe und dem Gewebe des Erwachsenen sind sehr gering. Will man vorhandene Unterschiede richtig einschätzen, so muß man von den Konsequenzen der Kleinheit des kindlichen Organismus abstrahieren. Der Stoffwechsel kindlicher Gewebe ist pro Kilogramm Körpergewicht weit größer als der des Erwachsenen. Der Unterschied beträgt für die erste Lebenszeit das Drei- oder Vierfache vom Wert des Erwachsenen. Die Ursache dieser Mehrverbrennung ist aber darin gelegen, daß das kindliche Gewebe ein Teil eines kleinen Organismus ist. Die Jugendlichkeit ist daran im wesentlichen unbeteiligt, denn derselbe Unterschied im Ausmaß der Verbrennungen besteht auch z. B. zwischen einer erwachsenen Maus und einem Ochsen. Auch beim Vergleich eines (an Jahren) erwachsenen Zwerges mit einem gleich großen Kind können wir keinen wesentlichen Einfluß der Jugendlichkeit finden. Die Differenz im Energieverbrauch ist meist unerheblich, und ein mäßig herabgesetzter Kalorienbedarf des Zwerges ist oft nur die Folge seines konstitutionell niedrigen Stoffwechsels, der sich ja auch in der somatischen Zurückgebliebenheit dokumentiert.

Beobachtungen über größere Stoffwechselintensität jugendlicher Gewebe, welche nicht auf die Kleinheit zurückgeführt werden können, sind nur wenige bekannt. Vor allem sind hier die Feststellungen an selbständigen jugendlichen Zellen zu nennen, bei welchen man einen größeren respiratorischen Stoffwechsel fand. Solche Untersuchungen wurden von Morawitz sowie von Warburg an roten Blutkörperchen und von Grafe an weißen Blutkörperchen angestellt. Der Grundgedanke bei diesen Untersuchungen war der, sich mit dem Blute anämischer bzw. leukämischer Menschen Gewebselemente zu verschaffen, welche jugendlicher waren als die Blutzellen, und zwar um so jugendlicher, je unreifer sie bei den schwereren Graden der Krankheit ins strömende Blut abgegeben wurden. Diese unreifen jugendlichen Zellen zeigten nun eine deutlich größere Sauerstoffzehrung als die normalen Blutbestandteile. Die Unterschiede waren bei den weißen Blutkörperchen viel krasser als bei den Erythrozyten, da die roten Blutzellen kernlos sind und schon aus diesem Grunde eine herabgesetzte Lebensintensität besitzen (siehe S. 12). Freilich waren diese Zellen aus dem Verband des Gesamtorganismus gelöst und damit vielleicht den normalen Stoffwechselgesetzen entzogen.

Wir wollen keineswegs in Abrede stellen, daß es ein allgemeines Gesetz sein kann, daß jugendliche Gewebselemente einen intensiveren Stoffwechsel haben als ältere Zellen, aber wir finden hiefür bisher noch keinen eindeutigen Beweis.

Ebensowenig wie man in die funktionellen Unterschiede zwischen jugendlichen und älteren Zellen Einblick hat, ebensowenig weiß man über ihre anatomischen und chemischen Verschiedenheiten. Die einzige sicherstehende Tatsache ist der größere Wasserreichtum jugendlicher Zellen. Die jugendlichsten Zellen der ersten Entwicklungsstadien beginnen nach Rubner das Leben etwa mit einem Wassergehalt von 95%, um die Zeit der Geburt ist der Wassergehalt noch über 70% und sinkt beim Erwachsenen auf 66 bis 67% ab. Besonders das Eiweiß, die energetisch allein wichtige Substanz, scheint der Entquellung, welche mit dem Alter einhergeht, in hohem Maße unterworfen.

Ob die stärkere Protoplasmaquellung der jugendlichen Zelle, welche das einzige bisher tatsächlich greifbare Substrat der Jugendlichkeit darstellt, einen Einfluß auf die Höhe des Stoffwechsels ausübt, muß durch zukünftige Untersuchungen erst klargelegt werden. Dagegen scheint aus Rubners Untersuchungen an der Hefezelle hervorzugehen, daß der geringer konzentrierte Kolloidzustand der Zellen einen beschleunigenden Einfluß auf das Wachstum bzw. die Zellteilungen hat. Diese Regulierung der Zellkolloide mit dem Ziel der allmählichen Konzentrierung des Protoplasmas ist wahrscheinlich eine der Funktionen der endokrinen Wachstumsdrüsen.

Bei allen Betrachtungen über die Jugendlichkeit der Zellen ist zu bedenken, daß die meisten Zellarten nur eine kurze Lebensdauer haben und daß deshalb der Körper des Kindes genug „alte“ Zellen und der Körper des Erwachsenen immer auch viele junge Zellen enthält.

Das Kind ist ein wachsender Organismus

Im Rahmen dieser Schrift soll das Problem des Wachstums hauptsächlich vom energetischen Standpunkt aus betrachtet werden. Es interessiert hier die Frage, ob der kindliche Körper aus dem Grunde, weil er ein wachsender Organismus ist, einen relativ höheren Stoffwechsel hat als der erwachsene Mensch. Man muß zu dem Zweck eine strenge Trennung durchführen zwischen eigentlichem Wachstum und bloßer Speicherung von Reservesubstanzen. Das Wachstum ist eine Vermehrung des Zellbestandes des Organismus. Eine solche Vermehrung des Zellbestandes geht normalerweise mit einer Vergrößerung der Körperabmessungen und mit einer Vermehrung des Körpervolumens einher, dies ist das materielle Ergebnis der Wachstumstätigkeit. Der allgemeine Sprachgebrauch bezieht das Wachstum nur auf das Längenwachstum der Knochen, doch wäre im energetischen Sinn jede Vermehrung des Zellbestandes bzw. des atmenden Protoplasmas, z. B. die Vermehrung der Muskelmasse (Hypertrophie) beim Training ebenfalls als Wachstum zu bezeichnen. Biologisch genommen ist das Wachstum eine Vermehrung der lebenden Substanz.

Auch beim erwachsenen Menschen gibt es eine dauernde Neubildung von Zellen, jedoch nur zum Ersatz der abgenützten und zugrunde gegangenen Elemente (Hautzellen, Darmepithelien usw.), eine tatsächliche Vermehrung der lebenden Masse kommt aber dabei nicht zustande. Eine solche Zellbildung zum bloßen Ersatz rechnet man besser nicht zum Begriff des Wachstums. Ob eine Vermehrung des atmenden Protoplasmas ohne Vermehrung der Zellenzahl möglich ist, läßt sich nach unseren jetzigen Kenntnissen nicht entscheiden. Es würde dabei nicht zu Zellteilungen, das heißt zur Neubildung von Zellen kommen, sondern die Protoplasmamenge in der einzelnen Zelle würde vermehrt werden. Die Erscheinung der Luxuskonsumption könnte vielleicht darin eine Erklärung finden, daß sich bei reichlicher Nahrungszufuhr die Menge des atmenden Protoplasmas in jeder einzelnen Zelle vergrößert. Die energetischen Gesetze des Stoffwechsels der einzelnen Zelle und ihrer Bestandteile, Kern und Protoplasma, sind noch nicht genug erforscht, obwohl hier die Lösung für viele Kraftwechselfragen des Gesamtorganismus liegen könnte. Die energetische Zellbiologie müßte sich auch mit der Bedeutung der Größe der Zellen für die Höhe des Energieumsatzes befassen, wobei der etwaige Einfluß der Anzahl der Zellen eines Organismus für den Stoffverbrauch zutage treten würde.

Steigert das Wachstum die Verbrennungen, und ist die Zellteilung energetisch einer Arbeit gleichzusetzen? Obwohl man bisher keinen strikten Beweis erbringen konnte, spricht aller Anschein für ein solches Verhalten. Zumindest für die indirekte Kernteilung müßte man dies bejahen, da die Mitose mit einer Bewegung der Chromosomen einhergeht. In der Tat findet man beim Vergleich zwischen dem Energieumsatz von Kindern und Erwachsenen, daß der Stoffwechsel mit Abnahme der Wachstumsintensität verhältnismäßig geringer wird. Um die Einflüsse des Wachstums und der Jugendlichkeit erkennen zu können, soll der Übersichtlichkeit wegen die Vergleichung des Stoffwechsels nach der Flächeneinheit geschehen, da auf diese Weise der Einfluß der verschiedenen Körpergröße und des individuellen Körpergewichtes ausgeschaltet ist. Auch bei einer solchen Reduktion zeigt der Kraftwechsel im ersten Lebensjahr eine höhere Intensität, er sinkt dann mit zunehmender Körpergröße, zuerst schneller, dann langsamer ab, um nach der Pubertät mit Erreichung der endgültigen Körpergröße fürs ganze übrige Leben ziemlich konstant zu werden. Wir sehen in diesem Verhalten hauptsächlich ein Abbild der immer geringer werdenden Wachstumsintensität, die Jugendlichkeit scheint dabei eine viel geringere Rolle zu spielen, weil nach Aufhören des Wachstums trotz zunehmendem Alter kein weiteres Absinken des Stoffwechsels eintritt, zumindest nicht mit derselben Deutlichkeit wie während der Wachstumsperiode. Ein Teil dieser relativen Stoffwechselsteigerung des Kindes ist daneben auf die erhöhte Herzarbeit für die schnellere Pulsfrequenz und auf die schleunigere Respiration zu beziehen.

Man kann also annehmen, daß die Wachstumsleistung mit einer entsprechenden Stoffwechselsteigerung einhergeht. Diese Stoffwechselsteigerung kann aber larviert sein, insofern als sie in der alimentären Stoffwechselsteigerung, in der Luxusverbrennung untergehen kann. Es wird weiter unten genauer ausgeführt werden, daß nach gewohnheitsmäßig reichlicher Nahrungszufuhr das Niveau des gesamten Stoffwechsels erhöht ist, auch der Ruhe-Nüchtern-Umsatz ist bei reichlicher Ernährung gesteigert, eine physiologische Steigerung, die wir Plethopyrose genannt haben (siehe S. 48). Im allgemeinen wächst das Kind nur dann in nennenswertem Maße, wenn es sich im Zustand der Plethopyrose, der alimentären Kraftwechselsteigerung, befindet. Die Erhöhung des Energieumsatzes, welche auf Kosten der Wachstumsleistung zu setzen ist, und die alimentäre Erhöhung des Kraftwechsels sind dann voneinander nicht abzugrenzen. Das normale wachsende Kind erhält tatsächlich so viel Nahrung, daß die Plethopyrose zustande kommt. Würde es so knapp ernährt werden, daß das Wachstum stillsteht, so würde auch die Plethopyrose verschwinden, und der Stoffwechsel aus beiden Gründen geringere Werte zeigen.

Wir beziehen uns mit dem letzten Satz nur auf das normale Kind, der Atrophiker bietet andere Verhältnisse, da er nicht ein unterernährtes normales Individuum darstellt, sondern (sekundär wenigstens) eine abwegige Konstitution besitzt.

Damit das Kind wächst, muß es eine verhältnismäßig größere Nahrungsquantität zu sich nehmen, als der Erwachsene bei gleicher Lebensführung braucht. Der Ansatz beträgt nur einen Teil von dieser Zufuhr, der Überschuß ist nötig zur Erzeugung der Plethopyrose, welche gewissermaßen einen Luxusstoffwechsel darstellt, und ein Produkt dieses Luxusstoffwechsels ist das Wachstum, ebenfalls ein Luxusvorgang. Wenn auch im allgemeinen das Wachstum einen kraftvollen Stoffwechsel zur Voraussetzung hat, so ist doch die Intensität des Wachstumstriebes oft so groß, daß auch bei nur geringen Nahrungsüberschüssen seine Befriedigung in erster Linie vor anderen Luxusleistungen durchgesetzt wird.

Wenn man bedenkt, wie langsam und unmerklich das Wachstum vor sich geht, wird es nicht wundernehmen, daß auch der Aufwand hiefür der Beobachtung entgehen kann. Die augenblickliche Leistung ist gering, und erst durch die andauernde Summation kleinster Zuwächse wird das Endergebnis zustande gebracht; die in jedem Moment erforderlichen Wachstumskosten sind zu minimal, als daß sie als solche gesondert erfaßt werden könnten.

Sichere Kenntnisse über den energetischen Einfluß des Wachstums besitzen wir derzeit noch nicht.

III. Der Blutdrüsenapparat des Kindes

Von den Inkretdrüsen haben einige eine direkte und nähere Beziehung zum quantitativen Stoffwechsel. In erster Linie ist an die Schilddrüse zu erinnern, deren Hormon für den optimalen Stoffwechsel jeder einzelnen Zelle von größter Wichtigkeit ist. Die auffallendste Beeinflussung der Zelltätigkeit liegt in der stoffwechselsteigernden Fähigkeit des Schilddrüsensekretes. Aus diesem Grunde wird die Schilddrüse geradezu als der Motor des Zellebens bezeichnet. Wie überaus wirksam dieser dauernde und omnizelluläre Einfluß der Drüse ist, erkennt man dann, wenn die Drüse dem Organismus fehlt. Beim vollausgebildeten Myxödem mit gänzlichem Mangel jeden Drüsengewebes kann der Stoffwechsel auf die Hälfte reduziert sein. Ein hochgradiges Myxödem zeigt den eigentlichen Elementarstoffwechsel der Körperzellen ohne den Einfluß der Schilddrüsenstimulation[1]). Die allenthalben tief herabgesetzte Zelltätigkeit tritt im klinischen Bilde der Krankheit zutage. Eine entfernt vergleichbare, aber noch stärkere Einschränkung des Zellebens zeigt sich beim Säugetier nur noch im Zustande des Winterschlafs, wo aber dem Organismus die „normale" Körpertemperatur verlorengeht, die beim Myxödem annähernd gewahrt ist. Dem Myxödematösen gelingt es trotz des niedrigen Stoffwechsels die Temperatur des gesunden Menschen zu erhalten, weil seine dicke, schlecht durchblutete Haut vor Wärmeverlust besser schützt als die Haut des Gesunden; Kälteinsulten ist er widerstandsloser ausgeliefert als der normale Organismus (G. Cori). Zehn Minuten langes Verweilen in einem kalten Bad von 25 bis 20° senkte die rektale Temperatur bei einem unbehandelten vierjährigen Myxödem auf 32,8°. Die Wiedererwärmung erfolgte außerordentlich verzögert; durch 14 Stunden zeigte das Kind noch Untertemperaturen. Das behandelte Myxödem sank bis 34,7° ab, erreichte seine Ausgangstemperatur aber ungefähr ebenso prompt wie ein normales Kind, welches nur bis 35,7° abgesunken war. Ob dieses Verhalten eine Stütze abgeben kann für die Auffassung, daß die Schilddrüse das Organ der chemischen Wärmeregulierung ist, mag vorläufig dahingestellt bleiben.

Die Blutdrüsenformel des Kindes

Einen so mächtigen quantitativen Einfluß auf den Stoffwechsel erreicht außer der Schilddrüse keine andere Inkretdrüse. In ähnlicher, aber viel weniger ausgiebiger Weise wirkt nur noch die Keimdrüse auf den Umsatz. Die Untersuchungen an Erwachsenen sowie Tierexperimente

[1]) Der Elementarstoffwechsel ist natürlich niedriger als der Grundumsatz.

ergeben einen solchen Einfluß, und wenn die Beobachtung lehrt, daß der Ausfall der Keimdrüsenfunktion im Klimakterium oft mit einer (allerdings geringen) Herabsetzung des Stoffwechsels verbunden ist, so ist es wahrscheinlich, daß der Beginn des Keimdrüseneinflusses auf den Körper in der Pubertät mit einer Erhöhung des Stoffwechsels einhergeht. Die Untersuchungen an Kindern in der Reifezeit scheinen diesen Schluß zu bestätigen.

Die Rolle der Thymus ist trotz vieler darauf gerichteter Untersuchungen noch wenig erkannt, wie wichtig diese Drüse auch für das Kind sein muß. Wegen ihrer speziellen Bedeutung für das Kindesalter müssen wir etwas näher auf sie eingehen, obwohl ihr ein aktiver Einfluß auf die Höhe des Stoffwechsels nach allem, was man über sie weiß, nicht zukommt. Ihre Beziehung zur Stoffwechselintensität ist mehr passiv, da sie nur bei einem kraftvollen Energieumsatz ihre optimale Größe und Funktion aufweist.

Wichtige Besonderheiten des kindlichen Kräftehaushaltes sind aber an den Hypophyseneinfluß geknüpft bzw. an die Tätigkeit der Stoffwechselzentren im Zwischenhirn, welche zu der Hypophyse in engster Beziehung stehen. Die Wirkung der Hypophyse regelt nicht in erster Linie das Ausmaß der Verbrennungen, sie regelt vielmehr die Form der Speicherung, sie bestimmt die (Menge ? und) Art des Ansatzes, in welcher das den Zellen angebotene Material deponiert wird, die leichtere oder schwerere Umwandlung von Zucker in Fett, und damit ist das Problem der Fettsucht zum Teil wenigstens von der Hypophyse abhängig. Wir werden bei der Besprechung der spezifisch dynamischen Wirkung (siehe S. 56) darauf hinweisen, daß durch das Wachstum des Kindes im Körperhaushalt dauernd Vakua entstehen, so daß die für die Speicherung übrig bleibende Stoffmenge geringer ist. Wieweit die Hypophyse zwischen Wachstum und Speicherung primär ordnend eingreift, oder ob sie erst nach Befriedigung des Wachstumstriebes die Verarbeitung der Nahrungsüberschüsse in Angriff nimmt, ist noch unbekannt. Auf den basalen Nahrungsverbrauch der einzelnen Zelle hat sie unter physiologischen Verhältnissen vermutlich keinen Einfluß.

Neben dem für die Regelung der Speicherung wichtigen Einfluß der Hypophyse scheint in jeder Zelle selbst ein Trieb zur Nahrungsanhäufung zu bestehen, welchem vielleicht vom Hypophysenhormon die Waage gehalten wird. Die extremen Grade dieser rein zellulären Fettavidität sind als Lipophilie (Günther) des Gewebes bekannt, sie treten vielleicht erst dann zutage, wenn durch eine Hypophysenschädigung der antagonistische Einfluß versagt.

Wir wollen noch einmal kurz die Verhältnisse des kindlichen Zellstoffwechsels skizzieren und die Einflüsse anführen, welche das endokrine System des Kindes mit sich bringt. In der Ausbalancierung der Stoffwechselreize ergibt sich beim Kind im Gegensatz zum Erwachsenen eine kleine Verschiebung. Die einzelne Zelle des Kindes hat einen stärkeren Stoffwechsel, weil sie in einem jungen, wachsenden und vor allem weil sie in einem kleinen Organismus lebt. Bei der wechselseitig wirksamen

Reziprozität in der Beziehung von Zellstoffwechsel zu Schilddrüse ergeben sich beim Kind stärkere Anforderungen an die Schilddrüsentätigkeit als beim Erwachsenen, und umgekehrt ist der Einfluß der Schilddrüsentätigkeit auf den kindlichen Organismus eher geringer (wenigstens bis zur Zeit der Pubertät) als beim erwachsenen Individuum. Der Keimdrüseneinfluß tritt beim Kind mehr zurück als beim Erwachsenen. Die Hypophyse hat beim Kind teilweise andere Voraussetzungen für ihre Tätigkeit, weil das Wachstum mit seinem realen Aufbau die bloße Speicherung in die zweite Linie rückt. Das endokrine System des Kindes ist vor allem auf den Aufbau und die Fertigstellung des Organismus eingestellt. Die Außenarbeit und die Funktion der Generationsdrüsen tritt ganz zurück.

Thymus und Stoffwechsel

In gewisser Hinsicht muß man die Thymus als ein Luxusorgan bezeichnen, welches seinen ungeminderten Bestand nur dann beibehält, wenn eine reichliche Nahrungszufuhr einen guten Ernährungszustand schafft. Die volle Funktion der Drüse hat einen kraftvollen Stoffwechsel zur Voraussetzung. Alle Zustände, bei denen die Nahrungszufuhr und der Stoffwechsel gestört sind, bewirken eine Rückbildung des Drüsengewebes. Diese Involution tritt rasch ein, sie wird aber mit dem Wegfall der Ursache später wieder in weitem Maße ausgeglichen. Bei unterernährten sowie bei schwer ernährungsgestörten Kindern, auch bei kranken Frühgeborenen findet man eine Thymus, welche stärker atrophiert ist als die übrigen Inkretdrüsen. Ähnliches gilt auch für andere analoge Zustände, Schädigungen durch Infekte sowie für den Winterschlaf. In allen diesen Fällen ist neben der Atrophie des Organs die Funktion der Thymus weitgehend herabgesetzt oder ganz eingestellt.

Die wichtigste Funktion der Thymus soll in ihrem fördernden Einfluß auf die Wachstumsvorgänge, und zwar auf das Längenwachstum der Knochen und den Gewichtsansatz, liegen. Dementsprechend ist sie zur Zeit des lebhaftesten Wachstums am stärksten entwickelt und bildet sich gleichlaufend mit der Abnahme des Wachstumstriebes allmählich zurück, bis sie nach Abschluß der Wachstumsperiode vollends verfettet ist. Den größten Saftreichtum zeigt die Thymus von der späteren Embryonalzeit bis etwa zum zweiten Lebensjahr, von da ab bleibt die Drüse in ihrem Wachstum verhältnismäßig immer mehr zurück. In ihrem Einfluß auf das Knochenwachstum gelten Thymus und inkretorischer Anteil der Keimdrüse als Antagonisten. Der Keimdrüseneinfluß soll von der Thymus durch die ganze Wachstumsperiode niedergehalten werden, bis die Keimdrüse zur Zeit der Pubertät das Übergewicht bekommt und das Knochenwachstum beendet.

Trotz der Wichtigkeit der Thymus für den ungestörten Aufbau des Kindes scheint sie keinen ausgiebigeren Einfluß auf den Kraftwechsel zu haben, direkte quantitative Veränderungen des Energieumsatzes wurden bei ihren Über- und Unterfunktionen nicht beobachtet.

Ruchti hat am Kaninchen nach Thymusexstirpation die Kohlensäureausscheidung nur um wenig vermindert gefunden.

Eine andere Beziehung der Thymus zum Stoffwechsel muß hier erwähnt werden, nämlich die Tatsache, daß viele Fälle von Basedow eine im Vergleich zu ihrem Alter auffallend große Thymus aufweisen. Aus diesem Grunde wird von manchen sogar eine eigene „thymogene“ Gruppe der Basedowschen Krankheit angenommen und man hat tatsächlich nach Thymusresektion Besserung des Morbus Basedowi beobachtet.

Die Thymus soll mit dem Vitaminhaushalt verknüpft sein und den Ort der Speicherung der Vitamine darstellen.

Außerdem scheint sie einen fördernden Einfluß auf den Tonus des parasympathischen Nervensystems zu haben. Diese Beziehung könnte mit der physiologischen Vagotonie des Kleinkindes im Zusammenhang stehen.

Die Bedeutung der Schilddrüse für den Kraftwechsel

Das Schilddrüsensekret ist das stärkste Stimulans für den Stoffwechsel der ruhenden Zelle. Der erwachsene Organismus kann dieses Lebensreizes zu seiner Erhaltung nicht entbehren, beim Kind kommt ihm noch ein besonderer Einfluß auf die Entwicklung und Vollendung des Körperbaues zu. Neben die allgemeinen Bedürfnisse des Stoffwechsels treten beim Kind noch die Anforderungen, welche das Wachstum an die Schilddrüsentätigkeit stellt. So ist es erklärlich, daß der wachsende Organismus empfindlicher ist gegen Störungen der Schilddrüsenfunktion als der Erwachsene. Wie immer der Mechanismus der Schilddrüsenfunktion erklärt werden mag, der kindliche Stoffwechsel belastet die Thyreoidea in weit höherem Maße als der Stoffwechsel des Erwachsenen. Da die Beanspruchung an die Hormonbereitung beim Kind so groß ist, so wird es sich viel eher ereignen, daß die Schilddrüse mit ihrer Leistung den gestellten Anforderungen nicht nachkommt, als daß ein Überschuß von Sekret vorhanden ist. Das Bild des Hypothyreoidismus wird im Kindesalter viel häufiger anzutreffen sein als die Erscheinungen des Hyperthyreoidismus, welcher im Kindesalter recht selten ist und erst gegen die Pubertät hin auftritt und dann milde verläuft. Kommt es zu einer Überproduktion von Kolloid, so wird sich dies oft lediglich in einem gesteigerten Wachstum auswirken, und der übrige Organismus bleibt von den Einwirkungen des Sekrets entlastet. Beim Erwachsenen entfaltet ein leichter Hyperthyreoidismus seine Reizwirkungen am Herzen, am Darm, am Stoffwechsel, beim Kind erschöpft er sich meist in einer Übermaßigkeit, in einem Vorauseilen und in einem überragenden Endergebnis des Wachstums (Pfaundler). Der gesteigerte Stoffwechselreiz führt hier nur zu einer vermehrten Zellteilung und verbraucht sich damit. Die noch vorhandene Wachstumsfähigkeit, die offenen Epiphysenfugen sind für den kindlichen Organismus ein Sicherheitsventil gegen schädlichere Einflüsse eines etwa vorhandenen Hyperthyreoidismus, der beim Erwachsenen stärkere Störungen zur Folge hätte.

Ausgesprochenere Schädigungen der Schilddrüsenfunktion gehen ausnahmslos mit einer Störung der Stoffwechselintensität einher, so daß Grafes Vorschlag berechtigt erscheint, in die Definition des Morbus Basedowi (bzw. vielleicht auch des Myxödems) das krankhafte Ausmaß des Energieumsatzes mit aufzunehmen. Will man eine Einteilung der Schilddrüsenerkrankungen vornehmen, so rückt man am besten den energetischen Standpunkt in den Vordergrund, zuerst ohne Rücksicht auf die Beschaffenheit der Drüse bzw. das Vorhandensein einer Struma. Eine solche Einteilung wird auch den besten Wegweiser für die Therapie abgeben, sei es, daß eine spezifische Behandlung oder ein operatives Vorgehen eingeschlagen wird. Wie sehr eine rein energetische Betrachtung vor der Beurteilung der Schilddrüsengröße den Vorzug verdient, erkennen wir daran, daß eine Schilddrüsenvergrößerung das eine Mal mit einer Stoffwechselsteigerung (z. B. Morbus Basedowi), das andere Mal mit normalem Energieumsatz (Adoleszentenstruma) oder gar mit herabgesetztem Kraftwechsel (Kretinismus) vergesellschaftet sein kann.

Zu den Unterfunktionen gehören in erster Linie jene Zustände, welche als angeborenes Myxödem bezeichnet werden und in einem Fehlen der Thyreoidea ihre Ursache haben. Die myxödematösen Veränderungen entwickeln sich erst einige Monate nach der Geburt, da während des intrauterinen Lebens und während der extrauterinen Abhängigkeitsperiode der Ausfall der Schilddrüsenfunktionen beim Kind durch die Leistungen der mütterlichen Drüse ersetzt wird. Fötale Schädigungen, welche schon zur Zeit der Geburt kenntlich wären, gibt es sonach nicht. Das erworbene infantile Myxödem zeigt oft viel geringere Grade der Schädigung, da die unzureichende Funktion der Schilddrüse erst nach kürzerem oder längerem normalen Verlauf der Entwicklung einsetzt. Bisweilen sind die Ausfallserscheinungen so gering, daß die Zugehörigkeit dieser Formes frustes zur Hypothyreose erst durch die Feststellung des herabgesetzten Sauerstoffverbrauches aufgedeckt wird. Eine etwas abweichende Art des erworbenen Myxödems wird, wenn es sich um ältere Individuen handelt, sporadischer Kretinismus genannt. Sporadisch deswegen, weil er weder familiäre noch regionäre Beziehungen aufweist. Von endemischem Kretinismus spricht man, wenn die Unterfunktion der Schilddrüse mit Kropfbildung verbunden ist und in Kropfgebieten bzw. in Kropffamilien auftritt. Neben den hypothyreotischen Symptomen sind noch andere Minderwertigkeiten körperlicher und geistiger Natur vorhanden, welche außer der Schilddrüsenschädigung auch eine ererbte Keimverschlechterung annehmen lassen. Ein tieferer, wesentlicher Unterschied zwischen Myxödem und endemischem Kretinismus scheint aber nicht zu bestehen.

Für alle diese Unterfunktionen der Schilddrüse ist eine Herabsetzung des Kraftwechsels eigentümlich. Für die mittelschweren Formen sind Herabsetzungen des Sauerstoffverbrauches um 20 bis 30% vom normalen Mittelwert festgestellt worden, die schwersten Fälle zeigen Verminderungen um 50%. Als weitere Zeichen des herabgesetzten Stoffwechsels findet man daneben niedrige Körpertemperaturen, langsamen Puls, Obstipation und vermehrten Fettansatz.

Wie erwähnt, sind im Kindesalter ausgesprochene Erscheinungen des Hyperthyreoidismus sehr selten, es gibt zu dieser Zeit kaum eine andere Manifestation gesteigerter Schilddrüsentätigkeit als etwa ein gesteigertes Wachstum. Erst zur Zeit der Pubertät werden Schilddrüsenvergrößerungen, zum Teil mit hyperthyreotischen Symptomen, häufig, besonders beim weiblichen Geschlecht, was wohl mit dem Einsetzen der Menstruation zusammenhängt, wie ja die normalen Geschlechtsvorgänge der Frau die Schilddrüsenfunktion belasten. Der echte Basedow ist auch in der Pubertät sehr selten.

Bei allen Erscheinungen, denen ein Hyperthyreoidismus zugrunde liegt, sind die Zeichen eines erhöhten Stoffwechsels mehr oder minder deutlich zu erkennen. Die Körpertemperatur ist hochnormal oder subfebril, Puls und Atmung sind beschleunigt, es treten häufige und reichliche Stuhlentleerungen auf, die Patienten sind eher mager als wohlgenährt. Als objektives Zeichen des gesteigerten Stoffwechsels ist parallel gehend eine Vermehrung des Sauerstoffverbrauches zu erheben, in leichteren Fällen um 15 bis 20%, in schwereren um 30% oder noch mehr. Die Ursache dieser Erhöhung des Grundumsatzes ist vielleicht zu einem kleinen Teil in der gesteigerten Herz- und Atemarbeit sowie in der unvollständigeren Muskelentspannung zu erblicken, der weitaus größte Teil ist sicher auf eine Steigerung des Basalumsatzes jeder einzelnen Körperzelle unter dem Einfluß des Schilddrüsenhormons zurückzuführen. Als Ausdruck dieser primären universellen Zellstimulation tritt vielleicht sekundär die allgemeine körperliche und geistige Unruhe der Hyperthyreotiker auf.

In zwei Lebensperioden des Kindesalters treten Strumen relativ häufiger auf, und zwar beim Neugeborenen und später in der Präpubertät. Beide verlaufen meist ohne hyperthyreotische Erscheinungen als symptomlose Kröpfe.

Umstritten ist die Frage der sogenannten Pubertätsstruma. Während der Pubertät entwickeln sich bei vielen Kindern, insbesondere bei Mädchen, Schilddrüsenvergrößerungen, welche nach erreichter Reife wieder verschwinden. Es handelt sich hier um eine vorübergehende physiologische Vergrößerung der Thyreoidea, welche eine Erscheinung der normalen Schwankungen in Größe und Tätigkeit des Organs im Laufe des Lebens darstellt. Diese Schwellungen treten in kropffreien und in Endemiegebieten auf und zeichnen sich durch Kolloidreichtum, eventuell mit Zellwucherung, aus. Nicht immer werden diese Vergrößerungen die Schwelle der deutlichen Wahrnehmbarkeit überschreiten. Uns interessiert hier die Frage, ob diese Strumen mit Erscheinungen des Hyperthyreoidismus verbunden sind. Die veröffentlichten Untersuchungen sind widerspruchsvoll. Du Bois hat Stoffwechselsteigerungen während der Pubertät gefunden und dabei auf die theoretische Möglichkeit hingewiesen, daß eine vermehrte Schilddrüsentätigkeit die Erklärung dafür liefern könnte. Talbot hat bei einer Anzahl von Kindern mit einer Vergrößerung der Thyreoidea während der Pubertät eine deutliche Neigung zur Steigerung des Stoffwechsels beobachtet. In einem ähnlichen Sinn lassen die Feststellungen Göttches auf eine Beziehung zwischen der Stoffwechselsteigerung während der Pubertät und der Vergrößerung der Schilddrüse schließen. Göttche findet in einem Teil seiner Fälle während der Pubertät mäßige Erhöhungen des Grundumsatzes, und zwar zwischen 15 und 25%, verglichen mit den Normalzahlen von Benedict und Talbot; eine große Zahl seiner Fälle, besonders die Mädchen, hatten geringgradige Strumen, manche sogar „einige Zeichen der Basedowschen Krankheit". In deutlichem Widerspruch zu allen diesen Befunden stehen die Untersuchungen von Eckstein und Mommer, welche während der Pubertät auch bei großen Strumen ein völlig normales Verhalten des Gasstoffwechsels fanden. Diese Autoren kommen zu dem Schlusse, die Pubertätsstruma ist keine Hyperthyreose. Die Ursache der Pubertätsstruma ist vielleicht überhaupt nicht primär in der Schilddrüse gelegen.

Wie schon erwähnt, greift das wirksame Prinzip des Schilddrüsenhormons an allen Körperzellen an und steigert ihre gesamten vitalen Fähigkeiten; am auffallendsten ist die Steigerung der Verbrennungen und die Vermehrung des Wasserwechsels (Eppinger). Der Gewichtsverlust nach wirksamer Zufuhr von Schilddrüsensubstanz ist nur zu einem geringen Teil auf verbranntes Körpermaterial zu beziehen, zum weitaus größeren Teil auf den Wasserverlust. Werden Thyreoideapräparate dem Organismus zugeführt, so wird ihr Einfluß auf den Stoffwechsel um so stärker sein, je geringer die Produktion dieser Substanzen im Organismus selbst ist (Magnus-Levy, Grafe). Die umfassendste Wirkung der Schilddrüsenpräparate zeigt sich demnach bei allen Zuständen, welchen ein Hypothyreoidismus zugrunde liegt. Der Energieumsatz steigt nach Thyreoideamedikation um so ausgesprochener an, je mehr er vorher gegenüber der Norm erniedrigt war. Bleibt der Anstieg im Sauerstoffverbrauch aus, so spricht dies gegen das Vorhandensein eines Hypothyreoidismus. Die volle Wirkung tritt meist erst nach einigen Wochen ein, sie hält aber, da es zur Speicherung des wirksamen Prinzips in der Schilddrüse kommt (Vorratsdrüse), auch nach dem Aussetzen der Behandlung noch einige Zeit an. Überdosierungen werden sich oft erst nach einiger Zeit bemerkbar machen. Bei der Dosierung wird man sich von der körperlichen und psychischen Besserung leiten lassen und meist so weit mit der Schilddrüsenmenge ansteigen, daß klinisch gerade keine hyperthyreotischen Erscheinungen auftreten. Der Stoffwechsel wird aber bei dieser optimalen Darreichung höher angestiegen sein, als der Masse bzw. der Oberfläche des Individuums entspricht. Talbot empfiehlt, den Energieumsatz bis zur Höhe des Sollwertes, entsprechend dem Alter des myxödematösen Patienten, zu steigern, wobei die klinischen Zeichen der Thyreoidinvergiftung noch vermieden werden. (Bezüglich der von Nobel angegebenen rationellen Thyreoidindosierung sei auf S. 93 und 99 verwiesen.)

Beim Gesunden ist das energetische Verhalten gegen Thyreoidin- (bzw. Jod-) Zufuhr kein einheitliches. Die Angaben in der Literatur lassen kein prinzipielles Verhalten erkennen, in manchen Fällen trat Stoffwechselsteigerung ein (20%), besonders bei länger dauernder Dosierung (Kowitz), in anderen Fällen wieder wurde sie ganz vermißt. Diese verschiedene Ansprechbarkeit scheint mit der individuellen Konstitution des einzelnen zusammenzuhängen. Das Auftreten thyreotoxischer Erscheinungen nach Schilddrüsen- oder Jodgebrauch scheint an eine konstitutionelle Disposition zum Hyperthyreoidismus gebunden zu sein. Während besonders veranlagte Individuen nach geringen Schilddrüsenmengen thyreotoxische Symptome aufweisen, vertragen andere große Mengen ohne alle Erscheinungen. Die Reaktion auf Schilddrüsenzufuhr könnte auf diese Weise als Funktionsprüfung für die Thyreoidea verwertet werden. In Kropfgegenden ist auch ohne Schilddrüsenvergrößerung eine individuelle Jodüberempfindlichkeit häufig anzutreffen (Krehl). Bei Kindern scheint die Jodempfindlichkeit geringer zu sein als bei Erwachsenen, was von Liebesny auf die größere Funktionstüchtigkeit der kindlichen Thymus zurückgeführt wird. Er empfiehlt daher, bei jodempfindlichen Patienten eine Jodmedikation mit einer gleichzeitigen Verabfolgung von Thymustabletten zu verbinden. Die Angabe von Hirsch und Blumenfeld, daß beim wachsenden Organismus Schilddrüsenverabreichung eine Herabsetzung des Energieumsatzes verursachte, bedarf weiterer Nachprüfung.

Die wenigen Beobachtungen über länger anhaltende Verabreichung von Thyreoidin bei schweren Hyperthyreoidismen haben keine wesentliche Weitersteigerung des schon thyreotoxisch erhöhten Grundumsatzes ergeben. In diesem Zusammenhang ist die oben schon erwähnte Arbeit von Eckstein und Mommer noch einmal anzuführen. Diese Autoren konnten bei Pubertätsstruma mit normalem Energieumsatz durch Zufuhr von kleinen sowie auch größeren Jodmengen im akuten Versuch keine Steigerung des Stoffwechsels beobachten.

Der energetische Einfluß der Keimdrüsen

Aus den Tierexperimenten sowie aus den klinischen Beobachtungen scheint hervorzugehen, daß die Keimdrüsen einen fördernden Einfluß ausüben, daß ihre innersekretorische Funktion die Intensität des Energieumsatzes wahrscheinlich um einen geringen Betrag erhöht. Ihr Ausfall wird schon beim Erwachsenen im Gesamtstoffwechsel nur wenig zur Geltung kommen, zumal dieses Defizit vielleicht durch Eintreten anderer Inkretdrüsen baldigst kompensiert wird. Beim Kind ist die direkte energetische Rolle sicher noch weit weniger bedeutend, freilich darf man aus dem Ruhen der äußeren Sekretion im Kindesalter nicht einen gleichen Rückschluß auf die innersekretorische Tätigkeit ziehen, welche zum Teil wenigstens besteht, da ihr Ausfall genug deutliche Abweichungen von der normalen Entwicklung verursacht (Hypogenitalismus bzw. dysgenitaler Infantilismus, Hochwuchs, Fettsucht, Dysproportionalität).

In indirekter Beziehung zum Kraftwechsel stehen die Keimdrüsen besonders im Kindesalter durch ihren Einfluß auf das Wachstum. Während in gewissen Körpergebieten durch das Erstarken der Keimdrüsentätigkeit das Wachstum zum Abschluß kommt (epiphysäres Wachstum der Extremitätenknochen), scheinen die Keimdrüsen auf das Rumpfwachstum einen fördernden Einfluß auszuüben. Aus den Zahlen S. Weissenbergs über das Wachstum während der Pubertät ergibt sich, daß zu dieser Zeit die Extremitätenverlängerung ziemlich plötzlich aufhört, während die Stammlänge noch um ein beträchtliches Stück vermehrt wird.

Der quantitative Stoffwechsel während der Pubertät steht in engem Zusammenhang mit der Frage der Pubertätsstruma. Ob die Pubertät als solche (ohne Schilddrüsenvergrößerung) den Stoffwechsel steigert, ist noch nicht ausgemacht, ebensowenig, ob die nach einer solchen eventuellen Steigerung eintretende vorübergehende Herabsetzung des Energieumsatzes unter den Normalwert zu Recht besteht. Von du Bois und neuerdings von Göttche wird dies behauptet, Benedict hingegen konnte ein solches Verhalten bei Mädchen nicht auffinden.

Der vom zweiten Lebensjahr ab vorhandene Geschlechtsunterschied im Grundumsatz von Knaben und Mädchen wird von Talbot auf den größeren Anteil des energetisch inaktiven Fettgewebes am weiblichen Körper zurückgeführt. Pro kg Körpergewicht und pro m^2 Körperoberfläche (aus dem Gewicht berechnet), ist der Grundumsatz der Mädchen niedriger als der der Knaben (Abb. 18). Wenn sich in gleicher Weise im gesamten Tagesverbrauch der Geschlechtsunterschied bemerkbar macht, so liegt dies vielleicht auch in Unterschieden des Temperaments, da sich im allgemeinen die Mädchen ruhiger verhalten als die Knaben.

Die Rolle der Hypophyse

Bekanntlich besteht die Hypophyse aus zwei verschiedenen Anteilen, aus dem Vorderlappen, der sein Inkret ins Blut abliefert, und aus der Pars intermedia samt dem Hinterlappen, dessen Sekret mit dem Liquor zunächst zum Zwischenhirn und den dort gelegenen Stoffwechselzentren gelangt. Der Vorderlappen reguliert und fördert das Wachstum, vom hinteren Anteil der Drüse gehen nebst sympathiko- und vagotropen Reizen und Einflüssen, welche die Genitalreifung protegieren, mächtige Wirkungen auf die mannigfaltigsten Gebiete des Stoffwechsels aus. Das Wirkungsgebiet dieser Stoffwechselreize ist noch nicht genug erforscht, ebensowenig ist die energetische Rolle der Hypophyse klargestellt.

Exstirpationsversuche am Tier (Benedict und Homans) haben gezeigt, daß die Hypophyse einen Einfluß auf das Ausmaß der Verbrennungen ausübt, die operative Entfernung der ganzen Drüse setzte den Stoffwechsel um 20 bis 30 bis 50% herab. Bei der Darreichung von Hypophysenpräparaten aus dem Hinterlappen und der Pars intermedia konnten Bernstein und Falta eine mäßige Steigerung des respiratorischen Stoffwechsels (im Maximum um 20%) feststellen. Die Spirometrie von Fällen, welche klinisch einer Hypophysenschädigung verdächtig sind, läßt oft keine Veränderung des basalen Stoffwechsels erkennen, während das Schicksal der eben genossenen Nahrung unter dem Einfluß der Hypophysenschädigung abgeändert erscheint. Die im Anschluß an die Nahrungszufuhr gewöhnlich auftretende Stoffwechselsteigerung (spezifisch dynamische Wirkung der Nahrung) ist bei anderweitig kenntlicher Hypophysenunterfunktion oft abnorm niedrig oder fehlend. Die Hypophyse scheint in den Stoffwechsel derart einzugreifen, daß sie die Verteilung zwischen Verbrennung und Speicherung der aufgenommenen Nahrung regelt. Ist bei einer Hypophysenschädigung der Anteil der Verbrennung herabgesetzt, so fällt die Stoffwechselsteigerung nach der Nahrungsaufnahme geringer aus als gewöhnlich, die spezifisch dynamische Wirkung ist vermindert. Daneben scheint die niedrige Sauerstoffaufnahme im Anschluß an die Nahrungszufuhr in solchen Fällen auch darin ihre Ursache zu haben, daß bei der gesteigerten Tendenz zur Speicherung reichlicher als sonst Zucker in Fett umgewandelt wird, was mit einem Freiwerden von Sauerstoff aus dem O_2-reichen Zuckermolekül verbunden ist; dieser endogen freiwerdende Sauerstoff läßt die Sauerstoffaufnahme von außen zurückgehen (siehe S. 61). Ähnliche Verhältnisse finden sich vielleicht auch bei anderen Arten von Fettsucht, außer denen rein hypophysärer Natur.

Es soll noch erwähnt werden, daß im Kindesalter nicht nur der Vorderlappen, sondern auch der mittlere Anteil der Hypophyse relativ größer ist als beim Erwachsenen.

IV. Brennstoffwechsel und Baustoffwechsel

Die aufgenommene Nahrung dient zum Teil als Brennstoff, zum anderen Teil als Baustoff. Selbstverständlich spielt der Baustoff beim Kind eine größere Rolle als beim Erwachsenen. Der Betriebsstoffwechsel oder Brennstoffwechsel beruht auf der Dissimilation organischer Verbindungen, die in der Nahrung aufgenommen werden, das sind nach der üblichen chemischen Nomenklatur Fette, Kohlehydrate und stickstoffhaltige Substanzen. Fette und Kohlehydrate sind als Brennstoffe prinzipiell nicht voneinander verschieden, sie können sich gegenseitig weitgehend vertreten, beide sind stickstoffreie Reservesubstanzen, welche im Zellinnern aufgespeichert werden. Der tierische Organismus bevorzugt die Aufspeicherung in Form der konzentrierten Fettsäureester, um als beweglicher Körper an Raum und Gewicht zu ersparen, die lokostabilen Pflanzen besorgen die Aufspeicherung außer in den Samen wesentlich in Form von Stärke. Für die Ernährung des Menschen ist es vom energetischen Standpunkt ziemlich gleichgültig, ob er die Hauptmenge der Brennstoffe in Form von Fett oder von Kohlehydraten in den Verdauungskanal aufnimmt. In den freigewählten Kostformen der verschiedenen Menschen wechselt der Fettgehalt der Nahrung zwischen wenigen Prozenten und fast der Hälfte der Gesamtmenge. Freilich ist der Sättigungswert des Fettes größer als der von Kohlehydraten, und es läßt sich dadurch die Zahl der Mahlzeiten herabsetzen.

Anders verhält sich die dritte Gruppe von Nahrungsstoffen, die stickstoffhaltigen Substanzen. Als Brennstoff betrachtet bildet das Eiweiß nur eine Ergänzung von Fett und Zucker, obwohl es von seinem Stickstoff befreit sowohl als Fett gespeichert werden kann als auch direkt Energie zu liefern vermag. Eiweiß als Brennstoff hat Nachteile; erstens kann der Stickstoff nicht verbrannt werden und nimmt bei seinem Abgange als Harnstoff noch brennbare CH-Gruppen mit sich (der physiologische Brennwert des Eiweißes ist beträchtlich kleiner als seine Kalorimeterverbrennungswärme), außerdem belastet der Harnstoff die Niere und zweitens ist die Speicherungsfähigkeit für Eiweiß gering, so daß dieses unter gewissen Umständen (z. B. im Anschluß an die Verdauung) bei der Oxydation direkt in Wärme umgesetzt wird, ohne vorher physiologisch nutzbare Arbeit geleistet zu haben (hohe spezifisch dynamische Wirkung). Aus diesen Gründen ist es unvorteilhaft, Eiweiß in größeren Mengen direkt als Brennmaterial für den Betriebsstoffwechsel aufzunehmen. Das Optimum an Eiweißzufuhr für die menschliche Ernährung ist erreicht, wenn nicht weniger als 10% und nicht mehr als 20% der gesamten Kalorienmenge aus Eiweiß bestehen (Pirquet, System der Ernährung). Ein geringerer Gehalt als 10% kann die Verdauung (und das Wachstum) gefährden, ein größerer Gehalt ist überflüssig.

Die genannten Grenzwerte gelten für die menschliche Ernährung. Die Frauenmilch, welche den Bedürfnissen des wachsenden Säuglings sicher ideal angepaßt ist, enthält 10% Eiweißkalorien. Die Milch schneller wachsender Organismen ist eiweißreicher, beim Kaninchen z. B. sind 34% des Nährwertes durch Eiweiß gedeckt, während die Milch für das langsam wachsende Elefantenjunge nur 5% an Eiweiß enthält.

Die Gesetze des Brennstoffwechsels

Das Isodynamiegesetz

Früher wurde die Nahrungszufuhr nur nach der Quantität beurteilt. Liebig hat die Betrachtung nach dem Sauerstoffwert eingeführt. Rubner fand in Tierversuchen, daß sich die einzelnen Nährstoffe im Organismus nach Maßgabe derjenigen Wärmemengen vertreten, die aus ihnen bei ihrem Zerfall im Organismus frei werden, soweit es sich um die Deckung des Hungerbedarfes handelt. Die Quantitäten der Nahrungsstoffe, welche denselben Brennwert haben, nennt Rubner isodynam und das geschilderte gesetzmäßige Verhalten nennt er das Gesetz der isodynamen Vertretung der Nährstoffe. Der Betriebsstoffwechsel steht unter der Herrschaft dieses Isodynamiegesetzes.

Die Gesetze des Baustoffwechsels

Das Minimumgesetz — Die biologische Wertigkeit der Eiweißkörper

Zum Aufbau neuen Gewebes beim Kinde sowie zum Ersatz abgenützter Zellen (Haut, Darm usw.) beim Erwachsenen bedarf es, wenn von den Reservesubstanzen abgesehen wird, der Zufuhr von Eiweiß, des Wassers und verschiedener Salze. Diese Baustoffe sind auch nötig zur Herstellung der Verdauungssekrete.

Von den Nahrungsbaustoffen findet im Körper keine wesentliche Aufspeicherung statt. Wird über den Bedarf zugeführt, so wird der Überfluß bald wieder abgewälzt. Fehlt die Zufuhr, so schränkt der Organismus den Aufbau ein.

Der Bedarf an Baustoffen hängt nicht nur von der Menge der Körpermasse ab, sondern auch von der Intensität der Funktionen, damit steht er auch zu der Brennstoffaufnahme in quantitativer Beziehung. Intensive Muskelarbeit z. B. erfordert reichliche Brennstoffaufnahme, die erhöhte Nahrungszufuhr bedarf einer erhöhten Herstellung von Verdauungssäften, welche wieder eine größere Menge an Baustoffen, insbesondere Eiweiß, nötig macht. Auf diese Relation nimmt Pirquet bei seiner Eiweißkontrolle in der Nahrungszufuhr Bedacht.

Wachstum und ungestörte Organtätigkeit benötigen die Zufuhr einer gewissen minimalen Menge von Baustoffen, die nicht unterschritten werden darf. Das Ausmaß dieses Baustoffwechsels unterliegt dem sogenannten Minimumgesetz. Es hat für das ganze Leben seine Geltung, am bedeutungsvollsten ist es aber für den wachsenden Organismus. Der Aufbau neuer Körpersubstanz ist an die Zufuhr entsprechender

Bausteine gebunden. Manche dieser Bausteine kann der Organismus nicht selbst zusammensetzen, er muß sie fertig von außen beziehen, und zwar in einer gewissen Menge, welche ein bestimmtes Minimum erreicht. Das Tempo des Wachstums hängt also ab von der Quantität des Stoffes, der in geringster Menge, im Minimum, vorhanden ist. Thomas verwendet dazu den treffenden Vergleich: „Ebenso wie für die Geschwindigkeit einer Schwadron das langsamste Pferd das maßgebende ist." Das Minimumgesetz entfaltet seine Bedeutung nicht so sehr bei der Aufnahme von Brennstoff, sondern in erster Linie bei der Aufnahme von Baumaterial, das für die Neubildung von Körpersubstanz dient, bzw. das die bei der Lebenstätigkeit verbrauchten Stoffe ersetzen soll. Ein solcher Stoff ist vor allem das Eiweiß. Es nimmt im Stoffwechsel eine gewisse Sonderstellung ein, insofern als die Nahrung des Menschen außer dem kalorischen Bedarf, welcher in beliebigem Material zugeführt werden kann, immer eine gewisse Mindestmenge von Eiweiß enthalten muß. Das ist beim wachsenden Organismus ohne weiteres verständlich, wenn er Körpersubstanz ansetzt. Soll das Wachstum fortschreiten, so ist bei der Ernährung darauf zu achten, daß das Eiweißminimum nicht unterschritten wird.

Auf dem Minimumgesetz ist das Problem der biologischen Wertigkeit der Eiweißkörper aufgebaut. Das Nahrungseiweiß verschiedener Herkunft ist nicht gleichwertig in seiner Fähigkeit, Körpereiweiß zu ersetzen. Seine biologische Wertigkeit ist verschieden. Das hat seinen Grund in folgendem: Die verschiedenen Eiweißstoffe der Nahrung haben eine verschiedene Zusammensetzung, 16 bis 17 Aminosäuren kommen in Betracht. Einen Teil dieser Aminosäuren kann der Körper aus stickstoffhaltigem Material selbst aufbauen, ein anderer Teil muß dem Körper fertig zugeführt werden, da er nicht die Fähigkeit hat, diese Aminosäuren zusammenzusetzen. Dies gilt für Lysin, Tyrosin, Cystin und Tryptophan, wahrscheinlich auch für Leuzin. Ist die verfütterte Art des Nahrungseiweißes an einem dieser unumgänglich nötigen Bausteine arm, so ist dieses Eiweiß biologisch minderwertig, und es muß eine größere Menge davon dem Körper zugeführt werden, um den Minimalbedarf an der betreffenden Aminosäure zu decken. Thomas definiert die biologische Wertigkeit folgendermaßen: „Die biologische Wertigkeit gibt an, wieviel Teile Körperstickstoff durch 100 Teile Nahrungsstickstoff vertreten werden können." Das tierische Eiweiß hat den höchsten biologischen Wert. Dabei ist für den Menschen Frauenmilcheiweiß dem Kuhmilcheiweiß überlegen, und im Säuglingsalter kommt ein Zeitpunkt, wo beim künstlich ernährten Kind die Kuhmilch nicht mehr genügt, um für ein entsprechendes Wachstum Gewähr zu geben. Wagner, der eine neue Methode zur direkten Bestimmung der biologischen Wertigkeit für den wachsenden Organismus angegeben hat, meint, daß die Zulage von Mehl nach einigen Monaten ausschließlicher Milchnahrung beim Säugling nicht so sehr die Einführung eines neuen Kohlehydrates bedeute, als vielmehr die Einführung eines zweiten Eiweißkörpers (des Gliadins), und daß dadurch die insuffizient werdenden biologisch minderwertigen Milchproteine ergänzt würden. Die einzelnen Eiweißkörper können zwar minderwertig sein, sie können sich aber ergänzen, wenn der eine diejenige Aminosäure enthält, welche dem anderen fehlt. Darin liegt auch die Bedeutung gemischter Kost. Wenn wir eine Reihung der Eiweißkörper nach ihrer biologischen Wertigkeit vornehmen wollen, so müssen wir Fleisch- und Milcheiweiß an erster Stelle nennen, dann kommt Kartoffel- und Getreideeiweiß, besonders vom Reis, in später Folge das Eiweiß der Leguminosen.

Umstritten ist die Frage eines Fettminimums. Außer als Träger des fettlöslichen Vitamins A, des wachstumfördernden Vitamins, scheint dem Fett im Stoffwechsel keine Sonderstellung zuzukommen. Die Bedeutung der großen Fettzufuhr während der Zeit des größten Wachstums liegt eben im Gehalt des Fettes an wachstumförderndem A-Faktor.

Am deutlichsten wirkt sich das Minimumgesetz bei der Zufuhr der sogenannten Vitamine aus, diese sind reine Minimumstoffe. Von praktischer Bedeutung für die Energetik ist aber eigentlich nur der Mangel an A-Faktor. Ein Mangel an wasserlöslichem B-Faktor kommt in unseren Gegenden, wo das Brot mit Hefe bereitet wird, nicht in Betracht. Das antiskorbutische Prinzip C hat zum quantitativen Stoffwechsel keine nähere Beziehung.

Auch für die Kohlehydratzufuhr scheint es bei Menschen mit unseren Lebensgewohnheiten ein unentbehrliches Minimum zu geben. Doch hat dieses Kohlehydratminimum nur für den Betriebsstoffwechsel Bedeutung. Ist die Nahrung eines Gesunden kohlehydratfrei, so können das Fett und zum Teil auch das Eiweiß nicht vollständig verbrannt werden, der Abbau bleibt auf der Stufe der Ketonkörper stehen. Diese Ketonkörper sind die β-Oxybuttersäure, die Azetessigsäure und das Azeton. Ihr Vorhandensein hängt mit dem Symptomenkomplex der endogenen Säurevergiftung, der Azidose, zusammen. Dabei wirkt das Fett nach Shaffer zu 90% ketogen, das Eiweiß nur zu 45%. Zufuhr von Zucker bringt die Ketonkörper sofort zum Schwinden. Naunyns alter Satz: „Die Fette verbrennen im Feuer der Kohlehydrate" hat auch insofern Bedeutung, als Kohlehydratverbrennung und Kalorienverbrennung gekoppelt sind, an die Zuckerverbrennung ist der Abbau der anderen Nahrungsstoffe gebunden. Für die Verbrennung einer großen Nahrungsmenge ist eine entsprechend große Zuckerzufuhr nötig. Eine gewisse minimale Zuckerzufuhr bzw. Zuckerreserve scheint auch für die augenblickliche Arbeitsbereitschaft des Muskels notwendig.

Die Speicherung der Brennstoffe

Das Längenwachstum ist ein reelles Wachstum, gegründet auf Zellvermehrung. Vergrößerung der Masse kann in gleicher Weise auf Zellvermehrung beruhen, meist handelt es sich aber nur um Speicherung von Reservestoffen; aus diesem Grunde sind alle Funktionen und Verhältnisse, welche zur Masse in näherer Beziehung stehen (z. B. das Körpergewicht), viel labilere und leichter von außen beeinflußbare Größen als die Längenmaße.

Man spricht von der Speicherung toter Reservestoffe und ist damit vollkommen im Recht, insofern als das gespeicherte Material nicht lebend, sauerstoffverzehrend ist, ja nicht einmal artspezifisch umgewandelt sein muß (z. B. Fett). Der Vorgang der eigentlichen Deponierung in den Zellen scheint kein oxydativer Prozeß zu sein. Die der Deponierung vorangehende Umwandlung der Nahrungsstoffe geht bisweilen mit Wärmeentbindung einher, oft auch mit Wärmebindung (oxydativ), und die dabei auftretenden Verbrennungen bilden zum Teil die Stoffwechselsteigerung der sogenannten spezifisch dynamischen Wirkung (siehe S. 56). Von dieser spezifisch dynamischen Wärmeproduktion abgesehen, beeinflußt aber die Menge des gespeicherten Materials, oder klinisch ausgedrückt, der Ernährungszustand in deutlicher und oft ausgiebiger Weise die Höhe des Stoffwechsels, auf indirektem Wege wird die Speicherung energetisch wirksam (siehe S. 47).

Bevor auf diese Verhältnisse eingegangen wird, sollen noch einige Bemerkungen über den Mechanismus und die nötigen Voraussetzungen einer Speicherung gemacht werden. Außer dem Wasser und den anorganischen Salzen kommen die Bestandteile des Organismus fast nur in kolloidaler Zustandsform vor. Dies wird verständlich, wenn wir die Rolle der kristalloiden und der kolloiden Form der Stoffe betrachten (Bechhold). Die kolloide Form ist die Schutzform, in der die Körperstoffe nicht ohne weiteres angreifbar sind. Bevor diese Stoffe für den Zellstoffwechsel verwendet werden können, müssen sie erst durch Fermente in die kristalloide Form übergeführt werden, so daß eine Verbrennung der gespeicherten Stoffe ohne Mitwirkung des Gesamtorganismus unmöglich ist. Die kristalloide Form stellt nur einen vorübergehenden Zustand dar, wo auch organische Stoffe, z. B. der Zucker, in der löslichen Form vorhanden sind, um für den Zellverbrauch bereitzustehen. Es wird immer nur so viel löslicher Zucker vorbereitet sein, als zu energetischen Zwecken nötig ist. Wird Zucker mit der Nahrung aufgenommen, so wird der überschüssige Anteil möglichst bald in die unbewegliche kolloidale Schutzform, in Glykogen, übergeführt. Etwas Ähnliches gilt für das Fett, dessen einzige lösliche Form die Seifenform ist, während die Emulsion den kolloidalen Zustand darstellt, in dem das Fett in der Lymphe befördert wird. Auch beim Eiweiß bemüht sich der Organismus, die kolloidale Form zu wahren. Kaum sind die löslichen Eiweißspaltprodukte aus dem Verdauungstrakt in den Organismus eingetreten, so werden sie rasch in die kolloidale Form umgewandelt, damit sie vor dem Verbrauch einigermaßen geschützt sind. Erst die Verbrennungsprodukte des Eiweißes (z. B. Harnstoff, Harnsäure) sind zur Ausscheidung wieder in kristalloider Form vorhanden. Da sich die Kolloide im lebenden Organismus unweigerlich im Quellungszustand befinden, so ist es verständlich, daß es bei der Speicherung und kolloidalen Umwandlung zu einer gleichzeitigen Wasserretention kommt.

Die Beeinflussung des Stoffwechsels durch die Speicherung läßt sich folgendermaßen charakterisieren: Die Größe des Ruhe-Nüchtern-

Umsatzes ist eine Funktion des Ernährungszustandes bzw. der stärkeren oder geringeren Füllung der Speicher. Dies wird durch folgenden Versuch deutlich gezeigt. Wenn man bei einem Kind nach einer Reihe von Tagen, an denen eine knappe Erhaltungskost (mit Gewichtsstillstand) gegeben worden war, unvermittelt die tägliche Nahrungsmenge verdoppelt, während die qualitative Zusammensetzung der Kost unverändert bleibt, so steigt der Ruhe-Nüchtern-Umsatz stetig an, um sich nach etwa zwei bis drei Wochen auf einem höheren Niveau annähernd gleichbleibend einzustellen; diese Steigerung des Grundumsatzes beträgt ungefähr 20% gegenüber dem Wert während der Periode der knappen Kost. Nach unvermittelter Reduktion der Nahrungsmenge auf die ursprüngliche Erhaltungskost sinkt der Ruhe-Nüchtern-Umsatz wieder langsam ab, um im Verlauf von vierzehn Tagen das Anfangsniveau zu erreichen. Eine solche gegenseitige Einstellung von Ruhe-Nüchtern-Umsatz und gereichter Nahrungsmenge wird in geringerem Grad auch dann beobachtet, wenn die Koststeigerungen weniger bedeutend sind. Bei stufenweiser Vermehrung der Nahrungszufuhr kann man auch eine entsprechende stufenweise Erhöhung des Ruhe-Nüchtern-Umsatzes feststellen. Aus diesen Beobachtungen geht hervor, daß sich Nahrungsmenge und Grundumsatz immer in ein bestimmtes Gleichgewichtsverhältnis einstellen; jede andauernde Steigerung der Nahrungsmenge erhöht den Stoffwechsel auch im Nüchtern-Umsatz. Dementsprechend geht im Hunger der Grundumsatz auf niedrigere Werte herunter. Saiki bzw. Takahira konnten (an Erwachsenen) bei zwölftägigem Fasten eine Senkung des Grundumsatzes um 19% beobachten, welche bei 30 Tage währender Nahrungsenthaltung 32% betrug.

Wir können uns für die Erklärung der Stoffwechselsteigerung nach gewohnheitsmäßiger reichlicher Nahrungszufuhr vielleicht folgende Anschauung zurechtlegen: Werden nach der Periode der knappen Kost reichliche Nahrungsmengen gegeben, so füllen sich zuerst die vor dem leeren Speicher, in dem Maß aber, als die Depots voll werden, wird die Aufspeicherung der neu zugeführten Nahrung schwieriger, und es wird davon eine immer größere Menge alsbald verbrannt. Die Voraussetzungen für die Umwandlung vom kristalloiden in den kolloidalen Zustand werden ungünstiger. Dies wird verständlich, wenn wir uns den Mechanismus der Speicherung z. B. von Zucker in Form von Glykogen vor Augen halten. Der Zucker tritt als Kristalloid nach den Gesetzen des osmotischen Druckes so lange in die Leberzelle ein, bis seine Konzentration im Blut und in der Leberzelle gleich groß ist. Dies ist schon nach kurzer Zeit der Fall, und die auf diese Weise aufgenommene Zuckermenge ist nicht beträchtlich. Wird aber jetzt der Traubenzucker in der Leberzelle in das kolloidale Glykogen umgewandelt, so ist neuerdings ein osmotisches Spannungsgefälle hergestellt, und es kann weiterhin Zucker in die Zelle aufgenommen werden, und zwar allmählich in recht beträchtlichen Mengen. Mit dem steigenden Glykogengehalt der Zellen wird die Umwandlung von Zucker in Glykogen erschwert und verlangsamt, und der Nahrungszucker wird als Kristalloid immer leichter und in größerer Menge der direkten Verbrennung anheimfallen.

Die Fähigkeit, Fett zurückzulegen, ist bei den meisten Menschen wohl sehr groß, wie man am Anstieg des Körpergewichtes bei reichlicher Nahrungszufuhr erkennt. Sicherlich spielen individuelle Verschiedenheiten eine große Rolle. Bei den guten Fettbildnern wird die Erhöhung des Grundumsatzes durch reichliche Nahrungsmengen erst später und weniger ausgiebig in Erscheinung treten als bei solchen Menschen, welche trotz reichlicher Ernährung und guter Ausnützung mager bleiben. Bei solchen schlechten Fettbildnern wird ein größerer Teil der Nahrung der vermehrten Verbrennung anheimfallen.

Aus all dem geht hervor, daß die Zellen die Größe ihres Aufwandes nach der Menge der gespeicherten Reservestoffe einrichten. Sind die Speicher durch länger dauernde reichliche Nahrungszufuhr gefüllt, so lebt die Zelle aus dem Vollen, und der laufende Umsatz ist groß. Sind die Depots von „labilem“ Eiweiß und Zucker weniger gefüllt oder leer, so wird der Kraftumsatz sparsam sein. Die Höhe des Grundumsatzes ist (unter anderm) eine Funktion des Ernährungszustandes, wobei unter Ernährungszustand nicht nur die Menge des gespeicherten Fettes, sondern auch die Reserven an gespeichertem (nicht atmendem) Eiweiß und Zucker verstanden sind. Ein praktisches Korrelat dieser Anschauung liegt implicite einer Arbeit von Zillich zugrunde, wo gesagt wird, daß die Gewichtszunahme eines Kindes vom Ernährungszustand abhängig sei, bei gutem Ernährungszustand sind zur Erreichung einer gleich großen Gewichtszunahme größere Nahrungsmengen nötig als bei mageren Kindern.

Der Luxuskonsum

Mit der zunehmenden Füllung der Speicher erhöht sich also gleichzeitig auch die Zersetzung der Nahrungsstoffe. Die stärkeren Grade dieser durch reichliche Nahrungsaufnahme bedingten Stoffwechselsteigerung waren schon lange bekannt als sogenannte Luxuskonsumption, das heißt eine erhöhte Verbrennung in den Zellen über ihren gewöhnlichen Bedarf hinaus, über ihren Energiebedarf, wie er bei mäßig reichlichem Kostmaß ermittelt wird. Da man eine solche Stoffwechselsteigerung für unnütz hielt, wählte man die Bezeichnung Luxusverbrennung. Die Lehre vom Luxuskonsum verstößt gegen das Pflügersche Gesetz. Pflüger hatte angenommen, daß die Zelle auch bei überreichlichem Angebot ihre Verbrennungen nicht steigere. Für die Nahrungszufuhr gilt aber Pflügers Lehre nicht; wir wissen vielmehr, daß sich der Energieumsatz immer entsprechend der Nahrungsmenge einstellt. Es wird weiter unten ausgeführt werden, welche Bedeutung der Luxuskonsum für die Lebensvorgänge besitzt. Hier muß auf seine Bedeutung als Schutzmittel gegen Überfettung bei zu reichlicher Nahrungszufuhr hingewiesen werden, wenn das Regulativ der Nahrungsaufnahme, der Appetit, irregeleitet ist.

Es ist nicht verwunderlich, daß die Stoffwechselsteigerung der Luxuskonsumption am höchsten ist, wenn der Überschuß an Nahrung aus Eiweiß besteht. Bei überreichlicher Aufnahme an Kohlehydraten ist diese Wärmeüberproduktion viel geringer. Noch geringer ist sie bei Fettzufuhr. In eigenen Versuchen an Kindern fanden wir bei vorwiegender Eiweißmast eine Steigerung des Grundumsatzes um etwa 20%, bei Zuckerzulage erhöhte sich der Stoffwechsel um ungefähr 15%, aber auch bei Fettzulage konnten wir eine Vermehrung der Verbrennungen um etwa 10% feststellen. Diese Unterschiede in der dynamogenen Wirkung der verschiedenen Nahrungsstoffarten legen folgende Anschauung über den Mechanismus der Luxuskonsumption nahe:

Die resorbierten und im Blut kreisenden Nahrungsstoffe werden entweder im Gewebe gespeichert oder alsbald verbrannt. Fett kann von den meisten Menschen in großen Mengen deponiert werden und fällt daher der momentanen Verbrennung nur in geringem Maße anheim. Die dynamische Wirkung ist gering. Zucker ist nicht so weitgehend speicherbar. Sehr gering ist die Fähigkeit des Organismus, sich Reserven von Eiweiß anzulegen; was nicht zum Aufbau neuen Gewebes oder als Ersatz für verlorengegangenes gebraucht wird, wird alsbald wieder verbrannt. Bloße Eiweißzufuhr führt nicht zu Neubildung von lebendem Protoplasma, nur in Verbindung mit Training. Bei wachsenden Kindern, welche neues Protoplasma bilden, bei herabgekommenen Genesenden, welche ihren Körperbestand wiederherstellen, ist die dynamische Wirkung verhältnismäßig gering, weil das zugeführte Eiweiß zum Aufbau verwendet wird. Soweit das Eiweiß als Baumaterial dient, hat es eine nur geringe dynamische Wirkung; soweit es darüber hinaus als bloßes Brennmaterial zugeführt wird, wird es wegen der geringen Speicherungsmöglichkeit rasch verbrannt und hat eine große dynamische Wirkung. Die Speicherbarkeit eines Nahrungsstoffes bzw. seine Ansetzbarkeit als Gewebe entscheidet über das Ausmaß seiner dynamischen Wirkung, die sich im Luxuskonsum äußert.

Es soll noch kurz darauf hingewiesen werden, daß eine engere Beziehung zwischen der Schilddrüse und der Luxuskonsumption zu bestehen scheint. Die Notwendigkeit des Jods für den Betrieb der Zellen ist bekannt, Durig führt den Vergleich mit Schmieröl an. Eckstein und Grafe fanden, daß bei Hunden, welche die Fähigkeit zur Luxusverbrennung besitzen, diese Fähigkeit verlorengeht, wenn die Schilddrüse entfernt wird. Eine ähnliche Verknüpfung zwischen dem Schilddrüsenhormon und Luxuskonsum zeigt sich auch in einer Beobachtung Nobels an Myxödemen: Thyreoidindosen, die bei reichlicher Nahrungszufuhr gut vertragen wurden, wirkten bei mäßigem Kostmaß toxisch. Die Schilddrüse hat also nicht nur die Fähigkeit, die Verbrennungen im allgemeinen zu steigern, sondern es kommt ihr auch anscheinend die Fähigkeit zu, den Organismus so zu beeinflussen, daß die Vorbedingungen für die dynamische Wirkung der Nahrungsmittel verändert werden.

Die Plethopyrose

Vom energetischen Standpunkt ist die Luxusverbrennung eine Verschwendung. Für den ungestörten Ablauf des Lebensprozesses bietet aber dieser Kraftüberschuß mehr Sicherheit als ein sparsam geführter Energiehaushalt. Viele Funktionen, die über die bloße Erhaltung des Organismus hinausgehen, haben einen kraftvollen Stoffwechsel zur Voraussetzung: Der Säugling, der nicht genug Nahrung erhält, bringt keinen Wachstumszuwachs zustande. Bei knapper Kost werden die Sekrete nur in spärlicher Menge und von schwacher Wirksamkeit gebildet. Auch die Bildung der Immunkörper, welche gewissermaßen Luxusprodukte darstellen, und die Überwindung von Infekten gelingt leichter bei gewohnheitsmäßiger reichlicher Kalorienzufuhr. Alles, was das Leben schützt und leistungsfähig macht, ist an einen lebhaften Stoffwechsel geknüpft. Bisher war die Frage der Nahrungszufuhr vom energetischen Standpunkt allein betrachtet worden. Von gleicher Wichtigkeit sind aber auch die anderen biologischen Äußerungen der Energieverwendung. Solche Äußerungen zeigen sich in den Vorgängen der Hygiogenese, in den Vorgängen, welche die Gesundung bewerkstelligen.

Die klinische Bedeutung dieser Verhältnisse tritt beispielsweise in folgenden Beobachtungen über die Heilung der Tuberkulose zutage, wobei man sich vor Augen halten muß, daß sich die Folgen einer Mast nicht nur im Gewichtsansatz äußern, sondern auch im Auftreten einer Stoffwechselsteigerung: Führten wir einem tuberkulösen Kind (mit Heilungstendenz) nach einer Periode knapper Ernährung, während welcher sich der Grundumsatz auf eine bestimmte niedrige Lage eingestellt hatte, nunmehr durch zwei bis drei Wochen größere Nahrungsmengen zu, so erhob sich der Grundumsatz während dieser Zeit allmählich auf ein höheres Niveau, welches um 20% und mehr gegen das Niveau des Ruhe-Nüchtern-Umsatzes bei knapper Kost gesteigert war. Damit haben die Zellen die Fähigkeit und die Bereitschaft zu alimentär bedingten Leistungssteigerungen bewiesen. Anders verhielten sich Fälle von Tuberkulose, deren Katamnese das Fehlen einer Heilungstendenz ergab. Führt man bei einem solchen Kind dieselbe Funktionsprüfung durch, so zeigt sich, daß auf die Nahrungsvermehrung eine Stoffwechselsteigerung nicht oder zumindest nicht mit derselben Eindeutigkeit eintritt. Und doch weisen auch diese Kinder einen der Nahrungszufuhr entsprechenden Gewichtsanstieg auf. Bei einem solchen Kind hat die Mast nur einen teilweisen Erfolg, es tritt Speicherung ein, die Stoffwechselsteigerung aber bleibt aus. Bei der Heilung der Tuberkulose durch fortgesetzte reichliche Nahrungszufuhr liegt das therapeutisch wirksame Agens nicht so sehr in der Speicherung toter Reservestoffe, denen als solchen eine direkte Wirkung auf den Krankheitsverlauf wohl kaum zukommen kann, der Heilfaktor ist vielmehr die gleichzeitig auftretende Stoffwechselsteigerung, für welche wir das Wort Plethopyrosis vorgeschlagen haben, da eine vermehrte Verbrennung (πύρωσις) von Nahrungsstoffen dieser Erscheinung zugrunde liegt. Während das Wort Luxuskonsum die energetische Seite der alimentären Stoffwechselsteigerung in Betracht zieht, soll mit einem neuen Wort, dem Wort Plethopyrose, darauf hingewiesen werden, daß sich eine abundante Kost von der Erhaltungsdiät noch durch andere biologische Äußerungen unterscheidet als lediglich nur durch Mehrproduktion an Wärme bzw. Mast.

Der Begriff Luxuskonsum geht von der Unnützlichkeit der Stoffwechselsteigerung aus, während ein neues Wort diesen unzutreffenden tendenziösen Inhalt beseitigen soll.

Als Auswirkung des wechselnden Verhältnisses Fläche zu Masse ergibt sich beim Kind eine relative Kleinheit der verfügbaren Speicherräume. Ihre Aufnahmsfähigkeit nimmt bei Verringerung der Dimensionen nach der 3. Potenz ab, während die Anforderungen des Verbrauches bzw. die entsprechende Nahrungszufuhr nur nach der 2. Potenz kleiner wird. Mit der relativen Kleinheit der Glykogenspeicher (Leber, Muskeln) hängt vielleicht eine umfangreichere Fettbildung aus Zucker zusammen, welche besonders beim Säugling auffällt, während das rastlos tätige Kleinkind für seine Muskelaktionen größere Zuckermengen verbrennt. Eine andere Folge der kleinen Glykogenspeicher ist die besondere Azetonbereitschaft des Kindes (Schick und Wagner).

V. Die normalen Kraftwechselverhältnisse im Kindesalter

Die energetischen Ausgaben für den gesamten Stoffwechsel setzen sich zusammen aus den Verbrennungen, welche für den bloßen Lebensprozeß nötig sind, aus den Kosten für die Muskeltätigkeit und aus den Oxydationen, welche bei der Verarbeitung der Nahrung auftreten. Der Energieaufwand für das bloße Leben muß im Zustand der Muskelruhe und Nüchternheit untersucht werden. Man nennt ihn deshalb auch Ruhe-Nüchtern-Umsatz oder Grundumsatz. Er ist die Summe des Stoffwechsels aller einzelnen Körperzellen. Die Kraftwechselsteigerung, welche durch die Nahrungsaufnahme verursacht wird, wird spezifisch dynamische Wirkung (der Nahrungsmittel) genannt, ein Begriff, der eigentlich noch recht verworren ist. Bei der Wärmebildung der spezifisch dynamischen Wirkung sind nicht die Verdauungsorgane allein beteiligt, es handelt sich vielmehr um eine Reaktion aller Körperzellen, welche die Stoffwechselsteigerung verursacht. Die Verbrennungen für die motorischen Funktionen werden von den Muskelzellen allein durchgeführt.

Grundumsatz, Arbeitskosten und spezifisch dynamische Wirkung treten in ihrem kalorischen Wert rein additiv zusammen (Rubner). Die Richtigkeit dieses Satzes ist bisher nicht widerlegt. Auf diese Tatsache muß besonders hingewiesen werden, da sie es ausschließt, daß eine niedrige spezifisch dynamische Wirkung als die fehlerhafte Folge eines durch körperliche Unruhe zu hoch befundenen Grundumsatzes hingestellt wird (Liebeschütz-Plaut contra Pollitzer), daß die spezifisch dynamische Wirkung sozusagen in den fehlerhaft hohen Grundumsatz eingesenkt ist.

Unsere jetzige Art der Kraftwechseluntersuchung ist in mancher Hinsicht unzulänglich, da sie nur die Bestimmung des Grundumsatzes und eventuell der spezifisch dynamischen Wirkung vornimmt. Sie gibt kein Bild über den so wichtigen und umfangreichen Anteil der Arbeitskosten am Gesamtstoffwechsel. Ein Schreiber und ein Arbeiter können denselben Grundumsatz aufweisen, während der Tagesstoffwechsel des Arbeiters vielleicht doppelt so groß ist als der des sitzend tätigen Beamten. Bei den klinischen Untersuchungen bleibt die Größe des Gesamtstoffwechsels verborgen, da meist nur in einem kurzfristigen Versuch der Grundumsatz festgestellt wird. Wie wichtig aber die Verhältnisse des Gesamtstoffwechsels sind, zeigt das Beispiel der Faulheitsfettsucht.

Wir haben bis jetzt keine einfachere Methode, den Gesamtstoffwechsel zu beurteilen als die Berücksichtigung der Nahrungszufuhr im Vergleich mit der Gewichtskurve. Für das Säuglingsalter haben wir seit jeher gute Kenntnisse über die zum guten Gedeihen nötige Nahrungsaufnahme, und wir können uns über den Gesamtstoffwechsel und seine Komponenten in diesem Alter einigermaßen ein Bild machen.

Die vorhandenen Untersuchungen sind noch zu wenig zahlreich, um genauere Angaben über den Tagesverbrauch für 24 Stunden im Kindesalter überhaupt machen zu können. Auch die Verteilung der zugeführten Energiemenge auf die einzelnen Körperleistungen kann nur von ungefähr beurteilt werden. Eine ziemlich schematisierte Schätzung könnte für die Verhältnisse des Kindes im Vergleich mit denen des Erwachsenen folgenden Verteilungsschlüssel für die Verwendung der zugeführten Energiemengen abgeben. Bei mäßig reichlichem Kostmaß entfallen schätzungsweise von der zugeführten Energie

	beim Kind	beim Erwachsenen
auf den Grundumsatz	60%	60%
auf Wachstum und Ansatz	15%	0%
auf die spezifisch dynamische Wirkung	0 bis 5%	10%
auf die Arbeit für die Körperbewegung	15%	25%
auf Verluste durch Exkrete	5 bis 10%	5%

Die Werte beim Erwachsenen gelten nur für Menschen mit geringer körperlicher Beschäftigung. Und doch ist der Anteil der „motorischen Kalorien" größer als beim Kind, da die Bewegung des eigenen Körpers beim Erwachsenen auch relativ eine größere Arbeit bedeutet als beim Kind (siehe S. 23). Wachstum und Ansatz fallen bei einem erwachsenen Menschen, der sich im Stoffwechselgleichgewicht befindet, naturgemäß weg, dagegen sind die Verluste durch die spezifisch dynamische Wirkung bedeutender als beim Kind (siehe S. 56). Allgemein werden die Nahrungsstoffverluste in den Exkreten insbesondere für das Kleinkind höher angenommen als beim Erwachsenen, doch bedarf dieser Punkt noch eingehenderer Untersuchungen.

Die Verhältnisse des Grundumsatzes

Jede einzelne Zelle hat ihren eigenen Stoffwechsel, und die Summe aller dieser Größen ist der Grundumsatz. Es ist verständlich, daß die Größe des Grundumsatzes vor allem von der Menge des atmenden Protoplasmas abhängt. Es spricht manches dafür, daß alles atmende Protoplasma in einem Organismus ungefähr die gleiche Stoffwechselintensität besitzt, vorausgesetzt, daß sich jede Gewebsart im Ruhezustand befindet. Auch für das Muskelgewebe ist das anzunehmen, obwohl von vielen Seiten gerade dem Muskelgewebe eine weit geringere Stoffwechselgröße zugeschrieben wird als etwa dem Drüsengewebe. Freilich erreichen im intakten Organismus z. B. die Leberzellen nicht so leicht jenen Grad von Untätigkeit, wie ihn ein ruhender Muskel besitzt.

Folgende Untersuchung spricht für die Gleichheit der Stoffwechselintensität alles lebenden Gewebes an einem und demselben Organismus: Wenn man durch feste Umschnürung eines Beines mit einer breiten

Gummibinde einen Teil der Körpermasse aus dem Kreislauf und aus dem allgemeinen Stoffwechsel ausschaltet, so sinkt der Energieumsatz, und zwar um denselben Betrag des Gesamtwertes, den der Anteil des ausgeschalteten Gewebes beträgt. Da mit der Abschnürung des Beines

Tabelle 7

Name und Datum		Körpergewicht in kg	Beinvolumen in l	Anteil am Körpervolumen	Grundumsatz nicht reduziert cm³ O_2	Senkung durch Abbindung um cm³ O_2	Anteil d. Beines am gesamten Grundsatz	Anmerkungen
St. Anna	27. II. rechtes Bein	74,3	10	$\frac{1}{7,4}$	342	30	$\frac{1}{11,4}$	
G. Karoline	1. III. l. B.	42	5,8	$\frac{1}{7,3}$	256	28	$\frac{1}{9}$	
	4. III. r. B.		5,73	$\frac{1}{7,4}$	260	33	$\frac{1}{7,9}$	
	13. III. l. B.				259	29	$\frac{1}{9}$	
	9. V. l. B. I.	45,3			305	38	$\frac{1}{8}$	
	l. B. II.				305	43	$\frac{1}{7,1}$	
	18. V. beide B.	45,8	11,52	$\frac{1}{3,98}$	305	60	$\frac{1}{5,1}$	
L. Rosa	15. III. l. B.	33,6	4,35	$\frac{1}{7,8}$	221	30	$\frac{1}{7,4}$	
S. Erich	17. III. r. B.	27,3	3,07	$\frac{1}{8,9}$	185	19	$\frac{1}{9,3}$	Herterscher Infantilismus mit großem Bauch und dünnen Beinen
F. Hilda	22. V. l. B.	39,9			238	26	$\frac{1}{9,2}$	
W. Hilda	17. V. l. B.	33,8			253	23	$\frac{1}{11}$	nicht nüchtern untersucht

vorwiegend (zu etwa ³/₄ des Gewichtes des Beines) Muskelgewebe vom Gesamtstoffwechsel ausgeschaltet wird, so ergibt dies, daß das Bein bzw. das Muskelgewebe ungefähr dieselbe Intensität des Stoffwechsels besitzt wie der Durchschnitt des übrigen Körpers.

Dies ist nicht verwunderlich, da alle Zellen eines Organismus denselben inneren Lebensbedingungen, das heißt demselben endokrinen Apparat und den gleichen Nerveneinflüssen, untergeordnet sind.

Die prinzipielle Gleichheit in den Lebensbedingungen aller Körperzellen zeigt sich auch darin, daß die Verbrennungen des Grundumsatzes von denselben Nahrungsstoffen bestritten werden: Drüsen- und Muskelzelle brauchen beide neben stickstofffreien Substanzen eine gewisse Menge von Eiweiß. Daß die Muskelzelle ihre Arbeitskosten nur mit Kohlehydraten bezahlen kann, ändert nichts an der Gleichheit der Grundbedingungen, denn auch während der Muskelarbeit besteht der eiweißverbrauchende Grundumsatz weiter.

An einem und demselben Organismus partizipieren die ruhenden Zellen am Gesamtstoffwechsel entsprechend ihrem Gewichtsanteil. Selbstverständlich sind eingelagertes Fett oder Kalk als energetisch inaktiv zu berücksichtigen.

Der Grundumsatz des gesamten Organismus hängt, wie gesagt, von der Menge des atmenden Protoplasmas ab, aber nicht von der Masse schlechthin, sondern entsprechend der energetischen Flächenregel von ihrer mathematischen Flächenfunktion ($^2/_3$ Potenz). Statt der $^2/_3$ Potenz der Masse kann bei Gesunden ein anderer Flächenwert zum Vergleich zwischen den verschieden großen, aber geometrisch ähnlichen Körpern herangezogen werden, nämlich die Körperoberfläche. Auch andre am Körper abgemessene oder berechnete Flächen stehen zum Grundumsatz in einer konstanten Beziehung, vorausgesetzt, daß sie einer 2. Potenz proportional sind und in ihrer Anordnung am Körper die Gesetze der Ähnlichkeit befolgen. Eine solche Fläche ist z. B. das Sitzhöhequadrat (Pirquet).

Ob die Summe der Zelloberflächen ein Maß des Stoffwechsels abgeben kann (Pfaundler, Bessau), hängt von einer Reihe von bisher noch nicht aufgeklärten Voraussetzungen ab. Wenn die Zellen des Kindes die gleiche Größe haben wie die Zellen des Erwachsenen, dann ist ein solcher Vergleich unzulässig, denn die Summe der Zelloberflächen hängt von der Zahl der Zellen ab und die Zahl der Zellen von der Körpermasse, also einer Größe, die einer 3. Potenz proportional ist.

Bei Vergleichen des Stoffwechsels von verschiedenen Teilen eines und desselben Körpers untereinander darf man nicht von der $^2/_3$ Potenz ihrer Massen ausgehen. Wenn ein Mensch z. B. 63 kg schwer ist, so ist sein Beingewicht ungefähr $^1/_7$ des Körpergewichtes, also beiläufig 9 kg. Der Stoffwechsel des ganzen Menschen ist nach der Flächenregel proportional $63^{2/3}$. Von diesen $63^{2/3}$ kommen auf das Bein $^1/_7$ oder $^9/_{63}$, auf den übrigen Körper ohne Bein $^{54}/_{63}$ des Stoffwechsels. Man kann den Stoffwechsel des gesamten Körpers auch in folgender Weise aufschreiben: $63^{2/3} \cdot (^9/_{63} + {}^{54}/_{63})$; durch den gemeinsamen Multiplikator $(= 63^{2/3})$ sind beide Summanden (der Stoffwechsel des Beins sowie des Körpers ohne Bein) als Flächengrößen charakterisiert, untereinander verhalten sie sich aber wie die Gewichte $(= 9 : 54)$, also als Massen. Keineswegs ist aber der Stoffwechsel des Beines proportional $9^{2/3}$ $(= 4.33)$; dieser Wert ist viel größer als $^9/_{63} \times 63^{2/3}$ $(=2{,}27)$.

Wenn wir annehmen, daß die Fähigkeit zu Oxydationen an die lebende Zelle gebunden ist, so kann uns das Körpergewicht nur von ungefähr ein Bild über die Menge des atmenden Protoplasmas geben, da das lebende Gewebe in unbekanntem Ausmaß durch tote Substanzen, Fett, Kalksalze (im Knochen) usw., durchsetzt und sozusagen verdünnt ist. Die energetische Rolle von histologischen Zwischensubstanzen (Metaplasma [Kassowitz]) ist noch ganz unklar. Der verschiedene

Gehalt des Körpers an energetisch inaktiven Bestandteilen ist eine der Ursachen, warum auch zwischen normalen gesunden Individuen unter gleichen Vorbedingungen und bei gleichen Dimensionen verhältnismäßig große individuelle Verschiedenheiten im Ausmaß des Energieverbrauches bestehen. Als normale und gesundhafte Variationsbreite wird von den meisten Untersuchern eine Streuung von $\pm 10\%$ vom durchschnittlichen Mittelwert angenommen, also ein Schwanken um 20%. Manche Autoren halten sogar Abweichungen von $\pm 15\%$ noch im Bereich der Norm (Benedict). Substanzverminderungen durch Protoplasmaverlust haben selbstverständlich eine Herabsetzung des Grundumsatzes zur Folge, bei der Säuglingsatrophie ist aber zu überlegen, ob ihr Wesen lediglich in einer Verminderung des Gewebes zu sehen ist, oder ob daneben noch eine energetisch abwegige Konstitution angenommen werden soll. Vermehrung des atmenden Protoplasmas wird selbstverständlich mit einer Erhöhung des Grundumsatzes einhergehen; echte Protoplasmavermehrung wird nur beim Wachstum, nach Hungerzeiten und beim Training zustande kommen. Stoffwechselsteigerungen bei andauernder reichlicher Nahrungszufuhr ohne Training sind in erster Linie wohl auf das Zustandekommen einer Luxuskonsumption zurückzuführen. Die energetische Bedeutung der Zellzahl eines Organismus sowie der Zellgröße ist noch vollständig im unklaren.

Die Höhe des Grundumsatzes wird außer von der Menge der lebenden Masse auch von der Stoffwechselintensität der Zellen bestimmt. Damit erhält der Kraftwechsel eine Variable, welche weniger beim einzelnen gesunden Organismus Schwankungen bedingt, als bei verschiedenen Individuen Unterschiede im Energieverbrauch verursacht. Die oben geschilderten individuellen Verschiedenheiten im Stoffwechsel, die beim Gesunden, wie erwähnt, bis zu 20% betragen können, sind neben dem wechselnden Fettgehalt des Körpers sicher auch durch die von Individuum zu Individuum wechselnde Intensität des Stoffwechsels bedingt. Von dieser Seite her ist die Höhe des Energieverbrauches oft leicht und schnell beeinflußbar, da die Stoffwechselintensität durch das endokrine System, insbesondere durch die Schilddrüse, sowie durch das (vegetative) Nervensystem reguliert wird.

Im Hinblick auf die Intensität des Stoffwechsels könnte auch das Lebensalter von Einfluß auf die Höhe des Grundumsatzes sein. Wie wir im Kapitel über die Jugendlichkeit der kindlichen Zelle ausgeführt haben, sollen die Körperzellen einen um so intensiveren Stoffwechsel zeigen, je jünger sie sind. Nun sind die an sich interessanten in-vitro-Versuche, bei denen jugendliche Zellen einen höheren Sauerstoffverbrauch ergaben als reife Zellen, nicht vollinhaltlich auf den Gesamtorganismus zu übertragen. Von den Körperzellen teilen nur die Ganglien- und Muskelzellen die Dauer des individuellen Lebens, alle anderen Zellen leben eine viel kürzere Zeitspanne (einige Wochen bis einige Monate) und werden immer wieder durch neue jugendliche Zellen abgelöst. Pfaundler weist darauf besonders hin: „Würden sich alle Zellen des Körpers so verhalten wie die Ganglienzellen (ähnlich auch die Muskelzellen), dann würde mit dem Reifungs- und Altersprozeß des Körperganzen jener seiner Teile Schritt halten, wir hätten mit einem Worte im Kinde einen Zellstaat aus jugendlichen, im Greis einen solchen aus durchweg alternden Elementen vor uns und müßten in den beiden Stadien grundsätzlich und allgemein veränderte Anspruchsfähigkeit und Reaktion auf äußere Reize voraussetzen. Tatsächlich ist aber eine große Zahl von Zellen und Geweben beim Greise nicht minder jugendlich als beim Kind, womit grundsätzlich die doch in weitem Maße einheitliche Reizbeantwortung verschiedener Altersstufen zusammenhängen dürfte.... Man wird daher den Unterschied zwischen Wachsenden (Jugendlichen [Verf.]) und Erwachsenen im Hinblick auf manche Lebens- und damit auch Krankheitsvorgänge nicht überschätzen dürfen." Größere Unterschiede zwischen Kind und Erwachsenem sind nach diesen Worten im relativen Stoffwechsel nicht zu erwarten.

Eine gewisse Stoffwechselerhöhung zugunsten der Jugendlichkeit (oder des Wachstums ?) zeigt sich, wenn der Grundumsatz zweier gleichdimensionierter, aber verschieden alter Individuen verglichen wird. Dagegen scheinen Vergleiche zwischen Zwerg und Kind nicht so zwingend, da der Zwergwuchs das Zeichen einer abwegigen Konstitution und meist das Ergebnis einer pathologischen Blutdrüsenanlage ist.

Die spezifisch dynamische Wirkung der Nahrung

Spezifisch dynamische Wirkung der Nahrung nannte Rubner die Steigerung der Verbrennungen, welche im Anschluß an die Nahrungsaufnahme eintritt. Die Bezeichnung bedeutet jetzt eigentlich einen Sammelbegriff für eine Reihe von verschiedenen stoffwechselsteigernden Vorgängen, welche mit der Nahrungsverarbeitung verknüpft sind. Als man die alimentäre Kraftwechselsteigerung zuerst kennenlernte, wurde sie in der Hauptsache als Darm- und Drüsenarbeit gedeutet (Speck, Zuntz und Mehring, Magnus-Levy). Aus dieser Betrachtungsweise heraus wurde die Stoffwechselsteigerung nach der Nahrungsaufnahme mit der Verbrennungssteigerung durch Muskeltätigkeit in Parallele gesetzt und beide zusammen als Leistungszuwachs dem Grundumsatz gegenübergestellt. Die Arbeit der Darmmuskeln und Verdauungsdrüsen bedingt sicherlich eine gewisse Steigerung der Verbrennungen, doch dauern diese Umsatzsteigerungen bis in den Zustand der Nüchternheit hinüber, weil zwölf Stunden nach der Nahrungsaufnahme zumindest der Dickdarm noch gefüllt und tätig ist. Diese Verdauungsarbeit wird sich vom Grundumsatz nicht genügend abheben, da sie im Nüchternumsatz mit enthalten ist. Um jeden Einfluß der Nahrungsaufnahme auf den Energieumsatz auszuschließen, müßte man zu einem so späten Zeitpunkt untersuchen, wo schon der Hungerstoffwechsel sich geltend zu machen beginnt. Eine irgendwie ausgiebigere Umsatzsteigerung durch die eigentliche Darmtätigkeit kann aber zumindest durch mäßige Nahrungsmengen nicht in Betracht kommen, da es gewisse Verhältnisse gibt, unter denen die Nahrungsaufnahme überhaupt keine Stoffwechselerhöhung hervorruft.

Rubner hat dann den Begriff der spezifisch dynamischen Wirkung eingeführt, und nach ihm hat man die alimentäre Umsatzsteigerung als die Wirkung eines dynamischen, stoffwechselsteigernden Reizes aufgefaßt, welcher für die einzelnen Nahrungsstoffe spezifisch ist und ihnen in verschieden hohem Grade innewohnt. Die spezifisch dynamische Wirkung ist damit geradezu als eine Eigenschaft des Nahrungsstoffes gekennzeichnet. Diese vermutlich alle Körperzellen treffende Reizwirkung kommt dem Eiweiß im stärksten Maße zu, geringer ist sie bei den Kohlehydraten, noch geringer beim Fett. Beim Eiweißmolekül dürfte sie an die Ammoniakgruppe der Aminosäuren gebunden sein. Lusk spricht denn auch von einem Aminosäurenreizumsatz und stellt dieser Art der spezifisch dynamischen Wirkung eine zweite Art, den Plethora-Umsatz, gegenüber, der nach Resorption von Kohlehydraten oder Fettspaltprodukten auftritt. Eine Reizwirkung von Stoffwechselprodukten gibt es sicherlich, dafür spricht ja auch der Umstand, daß nicht verbrennbare Stoffe, wie z. B. der Harnstoff (mit Umgehung des Verdauungstraktes intravenös eingeführt), eine Steigerung der Verbrennungen herbeiführen.

Doch scheint damit das Wesen der alimentären Kraftwechselsteigerung noch nicht restlos aufgeklärt, da Beobachtungen an gesunden und kranken Menschen (Kestner, Plaut, Liebesny) sowie am Tier (Abelin und andere) ergeben, daß auch die jeweilige Verfassung des untersuchten Organismus einen oft maßgebenden Einfluß auf die Größe der Umsatzerhöhung nach Nahrungsaufnahme hat. Ähnliche Gedankengänge hat schon Rubner verfolgt, der für das Auftreten der spezifisch dynamischen Wirkung einen Überschuß an Nahrung voraussetzte, wobei der Überschuß nicht nach der absoluten Größe der Nahrung, sondern relativ im Verhältnis zu den Anforderungen der natürlichen Lebensprozesse zu beurteilen ist. In gleicher Weise spricht die Tatsache, daß die spezifisch dynamische Wirkung einer und derselben qualitativ gleichen Nahrungsquantität an einem und demselben Individuum unter verschiedenen Umständen große Unterschiede zeigen kann, die spezifisch dynamische Wirkung ist nicht immer im gleichen Ausmaß vorhanden, ja sie kann sogar ganz fehlen (z. B. in der Rekonvaleszenz nach konsumierenden Krankheiten). Auch bei verschiedenen Individuen ergeben sich große Unterschiede, die vielleicht zur Erfassung konstitutioneller Unterschiede verwertet werden könnten. Diese Unterschiede liegen jedenfalls nicht im Nahrungsmittel, sondern im reagierenden Organismus, und das Prinzip der spezifisch dynamischen Wirkung kann nicht allein in einer Reizwirkung des Nahrungsstoffes auf die Zelle bestehen, sondern sie wird auch von Faktoren bestimmt, die vom Organismus ihren Ausgang nehmen. Ein solcher Faktor ist der Ernährungszustand bzw. der Füllungsgrad der Speicher eines Organismus. Wir haben bei der Besprechung des Luxuskonsums hervorgehoben, daß der Grundumsatz nichts Fixiertes ist, sondern gleitend nach der Nahrungsmenge und dem Ernährungszustand sich einstellt; auch während der Verdauung ändert der Grundumsatz seine Größe und erfährt bisweilen eine beträchtliche Steigerung.

Die Erklärung für diese Steigerung wird auf die gleiche Weise zu geben sein wie für die Umsatzsteigerung nach reichlicher Nahrungsaufnahme, die im Ruhe-Nüchtern-Verbrauch erscheint.

In letzter Zeit verschafft sich eine andere Ansicht wieder mehr allgemeine Geltung (Geelmuyden), die bisher wenig berücksichtigt wurde, obwohl sie schon von Rubner in Betracht gezogen worden war. Danach ist das Wesen der spezifisch dynamischen Wirkung zum Teil wenigstens in den intermediären Stoffwechselvorgängen gelegen, die sich an die Aufnahme und an die Verarbeitung der Nahrungsstoffe anschließen, und in den Verbrennungen, welche zur Durchführung dieser biochemischen Umsetzungen nötig sind. Abelin und Kobori schlagen in ihrer neuesten Arbeit vor, den Vorgang als „intermediäre chemische Nährstoffarbeit" zu bezeichnen. Die verschiedenen Umsetzungen gehen teils mit positiver, teils mit negativer Wärmetönung[1]) einher, meist wird freilich die alimentäre Stoffwechselsteigerung das Überwiegen von oxydativen Vorgängen zum Ausdruck bringen. Für die hier vorgebrachte Anschauung sprechen besonders auch jene Fälle, wo die Nahrungszufuhr keine Steigerung des Grundumsatzes, sondern eine Senkung des Energieumsatzes unter das Nüchtern-Niveau hervorruft.

Welche von den verschiedenen Ursachen einer Kraftwechselsteigerung nach Nahrungsaufnahme im einzelnen Fall im Vordergrund stehen mag, wird von den wechselnden Umständen bestimmt werden, wahrscheinlich werden alle genannten Faktoren am Zustandekommen der spezifisch dynamischen Wirkung irgendwie beteiligt sein.

Das Studium der spezifisch dynamischen Wirkung mit kurzfristigen Untersuchungsmethoden wird gewöhnlich in der Weise durchgeführt, daß durch einige Untersuchungen zu bestimmten Zeiten nach der Nahrungsaufnahme (z. B. nach 60, 90 und 120 Minuten) die maximale Steigerung des Kraftwechsels über den Ruhe-Nüchtern-Umsatz festgestellt wird. Dies ist ein sehr rohes und ungenaues Vorgehen. Man kann aber aus den einzelnen „Momentphotographien" einer kurzfristigen Methode eine ziemlich genaue quantitative Bestimmung der gesamten Kraftwechselsteigerung während der Verdauung erhalten, wenn man die einzelnen Untersuchungen oft und in kurzen Intervallen vornimmt. Verbindet man die in ein Koordinatensystem eingezeichneten Untersuchungsergebnisse, so schließt diese Kurve mit der Linie des Ruhe-Nüchtern-Umsatzes eine Fläche ein, deren Ausdehnung rechnerisch die während der ganzen Verdauung mehr verbrauchten Kubikzentimeter Sauerstoff bzw. Kalorien ablesen läßt. Die Abb. 4 ergibt hiefür ein Beispiel. Mit Hilfe dieser Flächenberechnungsmethode kann man auch mit dem Kroghschen Spirometer annähernd vollständige quantitative Untersuchungen über

[1]) Die Wärme, die bei einer chemischen Reaktion entsteht oder verbraucht wird, wird die Wärmetönung der Reaktion genannt. Ist sie positiv, das heißt wird bei der Reaktion Wärme gebildet, so heißt die Reaktion exothermisch (z. B. Spaltung, Oxydation), ist sie negativ, das heißt wird bei der Reaktion Wärme gebunden, so heißt die Reaktion endothermisch (z. B. Synthese, Reduktion).

den Ablauf der Kraftwechselveränderungen während eines Verdauungs- (oder Arbeitsvorganges) vornehmen. Zugleich ist aus dem Verlauf einer solchen Kurve die Form zu ersehen, in welcher der Organismus auf die Nahrungszufuhr reagiert, und man kann neben der Dauer der Kraft-

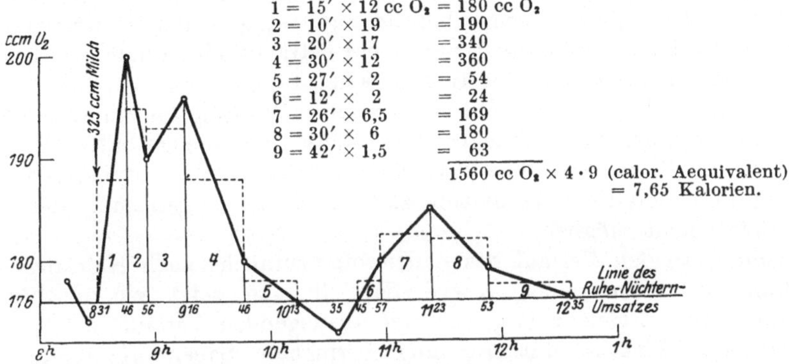

Abb. 4. Beispiel für die Berechnung der gesamten Wärmemehrung nach Nahrungsaufnahme bei Benutzung von kurzfristigen Gaswechseluntersuchungsmethoden. (Die Verhältnisse des wechselnden R. Q. wurden nicht berücksichtigt)

wechselsteigerung auch den Zeitpunkt des Eintrittes der maximalen Umsatzerhöhung erkennen.

Es ist klar, daß es nur mit vielen Vorbehalten möglich ist, von „Normalwerten" für das Ausmaß der spezifisch dynamischen Wirkung zu sprechen. Wir haben es unternommen, wenigstens die elementarsten Gesetzmäßigkeiten auf diesem Gebiet im Kindesalter aufzufinden.

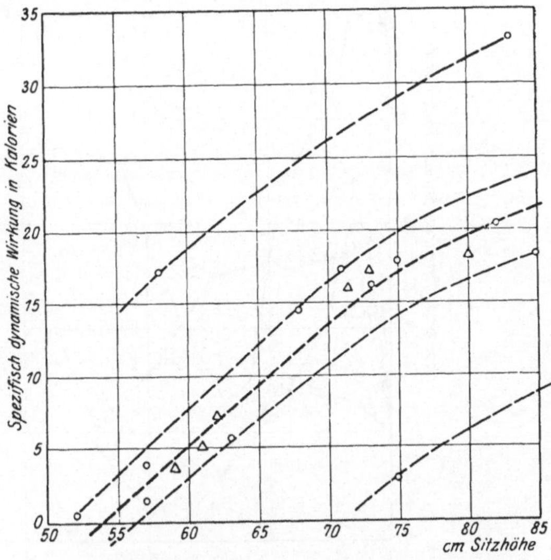

Abb. 5. Das Ausmaß der spezifisch dynamischen Wirkung steigt mit der Größe der Kinder

Da es uns vorwiegend darauf ankam zu erfahren, wie der kindliche Organismus über die zugeführte Kalorienmenge verfügt, so verwendeten wir bei unseren Untersuchungen als Probenahrung eine „gemischte" Kost, nämlich Milch. Der Nahrungshaushalt basiert ja normalerweise auf dem Zusammenwirken aller drei Nahrungsgruppen (Eiweiß, Fett, Kohlehydrat), und die Milch stellt eine physiologische und für das Kind gewohnte Mischung dar, welche auch in größeren Mengen von Kleinkindern gern genommen wird.

Die Abbildung zeigt den kalorischen Wert der spezifisch dynamischen Kraftwechselsteigerung bei achtzehn Kindern im Alter von drei bis vierzehn Jahren. Jedes dieser Kinder hatte die absolut gleiche Nahrungsmenge, nämlich ⅓ l Milch erhalten. Es ergibt sich, daß die Zufuhr von einer und derselben Milchmenge bei den Kleinkindern den Stoffwechsel nur wenig erhöht, die Steigerung beträgt nur wenige Kalorien, während bei den großen Kindern die Steigerung recht beträchtlich ist und sich den Werten beim Erwachsenen nähert. Zu gleichen Ergebnissen bezüglich des kleineren Ausmaßes der spezifisch dynamischen Wirkung im Kindesalter kam Seifert, welcher als Probekost 150 g Fleisch verabreicht hatte. Eine Erklärung für die merkwürdige Tatsache, daß die spezifisch dynamische Wirkung in ungefährem Verhältnis zur Größe des Organismus steht, ist bis jetzt nicht möglich.

Wenn man den Verlauf des Sauerstoffverbrauchs nach Nahrungsaufnahme in Form einer Kurve darstellt, so zeigt ein solches Diagramm keinen gleichmäßig an- und absteigenden Verlauf, sondern es lösen sich Phasen stärkerer und geringerer Sauerstoffaufnahme in oft raschem Wechsel ab. Die Depressionen im O_2-Konsum sind in der Regel um so ausgesprochener, je kleiner das Kind ist, und sie unterschreiten oft die Linie des Ruhe-Nüchtern-Umsatzes beträchtlich, es dauert

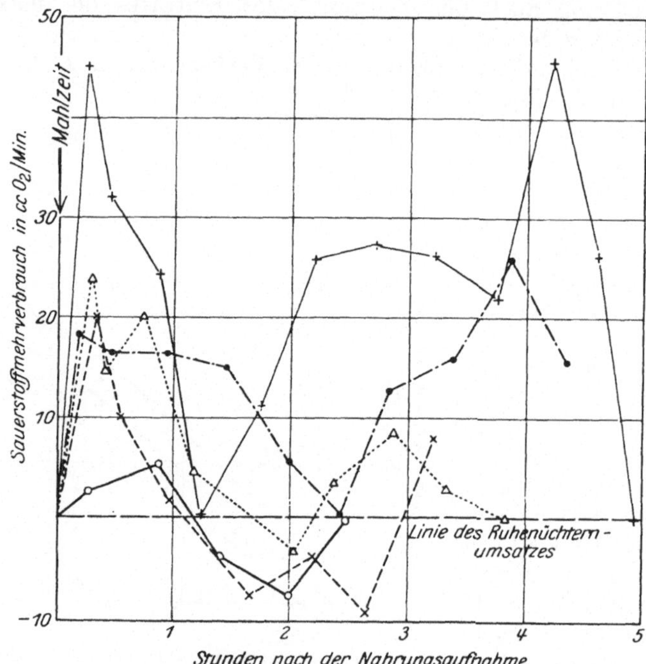

Abb. 6. Verlauf der Sauerstoffverbrauchskurve nach Verabfolgung von ⅓ l Milch bei 5 Kindern im Alter von 3 bzw. 8, 10, 12 und 14 Jahren

meist längere Zeit (ein bis zwei Stunden), bis der Sauerstoffverbrauch wieder zum Nüchternwert angestiegen ist. Da sich in der Mehrzahl der Fälle an diesen depressiven Teil der Kurve ein neuerlicher Anstieg anschließt, so ergibt sich schon hieraus die Vermutung, daß der Beginn der Depression noch nicht das Ende der spezifisch dynamischen Wirkung bedeutet.

Diese leicht irreführenden Verhältnisse beim Kind legen es nahe, die eigentliche Dauer der spezifisch dynamischen Wirkung durch fortlaufende Bestimmungen des respiratorischen Quotienten zu kontrollieren und das Ende der spezifisch dynamischen Wirkung erst in der Rückkehr zum Nüchtern-respiratorischen-Quotienten zu sehen, selbst wenn die Steigerung der Sauerstoffaufnahme schon früher subnormalen oder normalen Werten gewichen ist.

Ein zeitweiliges Absinken der Sauerstoffaufnahme im Verlauf der spezifisch dynamischen Wirkung der Nahrung muß keineswegs eine Herabsetzung der Verbrennungen bedeuten. Da die Sauerstoffaufnahme vorübergehend oft tief unter den Bedarf des nüchternen Organismus heruntergeht, so müßte die Einschränkung der Verbrennungen recht bedeutend sein. In Wirklichkeit scheint es sich aber so zu verhalten, daß nur die Sauerstoffaufnahme durch die äußere Atmung vermindert ist, wogegen dem Organismus für seine Verbrennungen Sauerstoff zur Verfügung steht, der durch intermediäre Umwandlungen frei geworden ist. Dieser Vorgang findet statt, wenn sauerstoffreiche Nahrungsstoffe in sauerstoffarme umgewandelt werden, was z. B. bei der Bildung von Fett aus Kohlehydraten der Fall ist, sicher ein häufiges und gewöhnliches Ereignis. Das gebräuchliche Kriterium für den Nachweis der Fettbildung aus Kohlehydraten ist das Verhalten des respiratorischen Quotienten, das heißt des durch die äußere Atmung erfolgenden Gaswechsels. Der hohe respiratorische Quotient kommt hier hauptsächlich deswegen zustande, weil der für das Zelleben nötige Sauerstoff nur zum Teil von außen aufgenommen wird, zum andern Teil wird Sauerstoff bei der Umwandlung von Zucker in Fett endogen frei und kommt nun in gleicher Weise wie der atmosphärische Sauerstoff zur Verwendung.

Wir haben das Verhalten des respiratorischen Quotienten im Verlaufe der spezifisch dynamischen Wirkung untersucht und haben während deutlicher Depressionen im Sauerstoffverbrauch immer eine Erhebung dieser Verhältniszahl über 1 gefunden. Fehlte eine solche Depression, so stieg der Wert des respiratorischen Quotienten niemals über 1 an. Aus dieser Feststellung ergibt sich, daß die Ursache der Depressionen der Sauerstoffverbrauchskurve, welche im Verlaufe der spezifisch dynamischen Wirkung auftreten, im endogenen Freiwerden von Sauerstoff bei den Umsetzungen im intermediären Stoffwechsel gelegen ist. Weil somit Depression und respiratorischer Quotient >1 unter bestimmten Vorbehalten identisch sind, so kann bei der praktischen Beurteilung der spezifisch dynamischen Wirkung eine solche Depression als Fettbildung aus Zucker angesprochen werden. Diese Feststellung scheint bedeutungsvoll für das Studium der individuellen Stoffverwendung, soweit der Ansatz in Betracht kommt.

Die Beobachtung über die Ersparung in der Sauerstoffaufnahme bzw. die Fettbildung aus Zucker kann in aller Deutlichkeit auch nach der Zufuhr von Milch gemacht werden, beim Kleinkind ist diese Fettbildung ein ziemlich regelmäßig auftretender und scharf markierter Vorgang, der in manchen Phasen der energetischen Nahrungsverarbeitung über die gleichzeitig ablaufenden anderweitigen intermediären Stoffwechselvorgänge dominiert. Wie komplex die Verhältnisse der spezifisch dynamischen Nahrungswirkung sind, zeigt sich auch in den Untersuchungen Bechers, welche ergaben, daß die alimentäre Stoffwechselsteigerung im Anschluß an die Aufnahme eines Nahrungsgemisches geringer ausfiel, als die rechnerische Summe der Stoffwechselsteigerungen ausmachte, wenn die einzelnen Komponenten der Nahrung jede für sich auf ihre spezifisch dynamische Wirkung geprüft und ihre Werte addiert wurden.

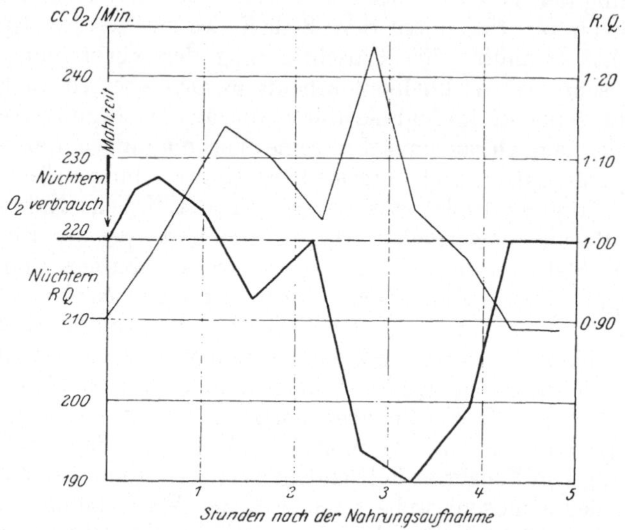

Abb. 7. Sauerstoffverbrauch (dicke Linie) und respiratorischer Quotient (dünne Linie) nach Verabfolgung von 50 g Traubenzucker in 1/2 l Wasser

Noch prägnanter verläuft der Versuch, wenn Zucker zugeführt wird. Als Beispiel bringen wir die Kurve der spezifisch dynamischen Wirkung nach Verabreichung von 50 g Traubenzucker bei einem zwölf Jahre alten Mädchen, dessen Gewicht 37 kg betrug und dessen Ernährungszustand ein guter war.

Die Analyse einer solchen Kurve gewährt einen Einblick in die individuelle Fähigkeit zur Umformung und Speicherung von Kohlehydrat in Form von Fett. Das Problem des Ansatzes wird damit wenigstens von einer Seite her dem Studium zugänglich. Es scheint möglich, daß aus der Größe des Sauerstoffdefizits, also aus der Menge des endogen frei werdenden Sauerstoffs, die Quantität des aus Zucker gebildeten Fettes errechnet werden könnte. Freilich setzt eine genaue Berechnung eine weitgehende Kenntnis der durchlaufenen Zwischenstufen voraus. Die rechnerisch einfachsten Verhältnisse wären beispielsweise mit der

Umwandlung von Traubenzucker in Ölsäure gegeben. Die Depression entspricht einer Sauerstoffmenge von mindestens 2800 cm^3, welche bei der Entstehung von 4,46 g Ölsäure aus Dextrose frei wird. Bei der Zufuhr von 50 g Traubenzucker würden somit von 200 Kalorien 40 Kalorien, das heißt ein Fünftel der zugeführten Energie, in Form von Fett gespeichert. Das übrige Energiequantum wäre in diesem einen Falle zum Teil verbrannt, zum Teil als Glykogen gespeichert worden. Dies soll, wie gesagt, nur ein erläuterndes Beispiel sein.

Bisher hatte man klinisch nur die Möglichkeit, mit der Waage summarisch die Menge der im Körper zurückgehaltenen Stoffe zu bestimmen, wobei zum Beispiel bei der Zuckerzufuhr die Unterscheidung von retiniertem Wasser, gespeichertem Glykogen und gebildetem Fett unmöglich ist.

Wir möchten noch einmal hervorheben, daß die spezifisch dynamische Wirkung der Nahrung im Kindesalter die Besonderheit zeigt, daß sie auch unter normalen Verhältnissen geringer ist als beim Erwachsenen, und zwar um so geringer, je kleiner das Kind ist. Es besteht eine gerade Proportionalität zur Größe und dem Gewicht des Organismus. Welche Eigentümlichkeit des Kindes gegenüber dem Erwachsenen als Ursache dieser Erscheinung anzusehen ist, ist vorläufig noch unklar. Eine Beziehung zur Flächenregel besteht nicht. Diejenige Beziehung, welche verhältnismäßig noch am meisten Parallelität aufweist, ist die Beziehung zum Körpergewicht. Wenn man den Kalorienwert der spezifisch dynamischen Wirkung zum Körpergewicht in Beziehung setzt, so erhält man für die meisten Kinder ziemlich übereinstimmende Verhältniszahlen (Tabelle).

Tabelle 8

Name, Geschlecht	Sitzhöhe cm	Alter Jahre	Gewicht kg	Grundumsatz cm^3 O_2 nicht reduz.	Spez. dynam. Wirkung Kalorien	$\frac{\text{Kalorien}}{\text{Gewicht}}$
H. ♀	52	$3\,^{1}/_{12}$	12,8	120	0,38	0,03
D. ♀	57	$4\,^{10}/_{12}$	15,6	150	1,35	0,09
P. ♀	57	$5\,^{4}/_{12}$	16,8	146	3,7	0,21
B. ♀	58	$6\,^{7}/_{12}$	17,3	160	17	1,0
K. ♂	59	$5\,^{9}/_{12}$	17,0	173	3,2	0,19
L. ♂	61	$5\,^{7}/_{12}$	17,9	150	5	0,28
G. ♂[1])	62	17	24	170	7	0,29
K. ♀	63	$8\,^{6}/_{12}$	23,5	176	5,4	0,23
O. ♀	68	$9\,^{6}/_{12}$	32,5	177	14,3	0,44
D. ♀	71	$11\,^{0}/_{12}$	33,1	205	17	0,53
S. ♂	71,5	$12\,^{2}/_{12}$	33,4	212	16	0,48
P. ♀	73	$12\,^{9}/_{12}$	26,2	173	16	0,23
S. ♂	73	$12\,^{11}/_{12}$	31,5	196	17	0,54
H. ♀	75	$12\,^{9}/_{12}$	41,4	220	17,7	0,43
G. ♀	75	$10\,^{2}/_{12}$	32,6	250	2,5	0,08
K. ♂	81	$14\,^{2}/_{12}$	33,9	252	18	0,54
L. ♀	82	$13\,^{8}/_{12}$	56,9	271	20,2	0,35
G. ♀	83,5	$14\,^{2}/_{12}$	53,6	275	33	0,61
F. ♀	85	$14\,^{9}/_{12}$	58,6	272	18	0,31

[1]) Zwergwuchs.

Die Verkleinerung der spezifisch dynamischen Wirkung bedeutet eine Verringerung des Nahrungsanteils, der unmittelbar nach der Zufuhr verbrannt wird, sie beruht vor allem auf einer geringeren absoluten Höhe der Stoffwechselsteigerung, außerdem ist auch die zeitliche Dauer der Umsatzsteigerung beim Kleinkind kürzer als beim Erwachsenen (siehe Abb. 6). Der Kalorienverlust bei der Nahrungsaufnahme durch die spezifisch dynamische Wirkung ist beim Kleinkind fast Null, bei größeren Kindern beträgt er dagegen ungefähr 10%.

Eine zweite Eigentümlichkeit der spezifisch dynamischen Wirkung der Nahrung im Kindesalter zeigt sich um die Zeit der Pubertät. Für die erste Periode der Pubertät, wo die Entwicklung des sekundären Sexualcharakters gerade begonnen hat, fand Göttche den Grundumsatz in der Hälfte der Fälle stark erhöht, die spezifisch dynamische Wirkung war aber in 75% der Fälle stark herabgesetzt. Da zu dieser Zeit ein starkes Körperwachstum stattfindet, so könnten diese Verhältnisse für einen energetischen Einfluß der Wachstumstätigkeit sprechen. Göttche nennt dieses Zusammentreffen von Grundumsatzsteigerung mit Verminderung der spezifisch dynamischen Wirkung Pubertätsreaktion. Diese Reaktion soll am prägnantesten sein, bevor die Sexualdifferenzierung ganz vollendet ist, nach Erlangung der Reife (bei Mädchen nach mehrmonatigem Bestand der Menses) nähern sich die Werte für Grundumsatz und spezifisch dynamische Wirkung mehr und mehr den Verhältnissen beim Erwachsenen. Zu Göttches Untersuchungen ist aber zu bemerken, daß fast alle der untersuchten Mädchen kleine Strumen aufwiesen, bei manchen waren sogar einige Zeichen der Basedowschen Krankheit vorhanden. Die Parallelität zwischen dem Eintreten der Pubertätsreaktion mit der Entwicklung der sekundären Sexualcharaktere war nicht so ausgeprägt. Auch für das Abklingen der Reaktion war kein bestimmter maßgebender Zeitpunkt aufzufinden. Systematische Nachuntersuchungen der Beobachtungen Göttches wurden noch nicht vorgenommen.

Die normalen Werte des Grundumsatzes

Der Grundumsatz der Neugeborenen ist auffallend niedrig. Dies kann nicht in äußeren Einflüssen, wie Unterkühlung und mangelnder Wärmeregulation, allein seine Ursachen haben, denn das energetische Verhalten vieler Einzelbeobachtungen ist zu gleichmäßig und übereinstimmend. Die geringe Stoffwechselintensität in den Tagen nach der Geburt, welche sich erst allmählich zu höheren Werten erhebt und welche wie eine Ausnahme der energetischen Flächenregel erscheint, wird von Benedict und Talbot als gesetzmäßig angesehen, während E. Müller und seine Mitarbeiter an der Beziehung des Säuglingsstoffwechsels zum Rubnerschen Gesetze festhalten. In der Abbildung 8 sind die Untersuchungen von Benedict und Talbot (105 Kinder), von Bailey und Murlin sowie von Hasselbalch eingezeichnet. Neben einer großen Zahl normaler Neugeburten zwischen 3 und 4 kg sind auch eine Reihe von reifen untergewichtigen sowie von übergewichtigen Kindern eingetragen. Trotz des großen Gewichtsunterschiedes der einzelnen Kinder zeigt der Grundstoffwechsel doch eine einheitliche Tendenz, er verhält sich dem Gewicht entsprechend. Die Kalorienproduktion in 24 Stunden ist bei den schwereren Kindern im Verhältnis zum größeren Gewicht vermehrt, bei den leichteren Kindern im gleichen Maß herabgesetzt. Ein 3½ kg schweres Neugeborenes hat einen Tagesenergieverbrauch im Wert von ungefähr 146 Kalorien, auf 1 kg Körpergewicht kommen demnach etwa 42 Kalorien. Die gleiche Stoffwechselintensität zeigen auch die leichteren und die schwereren Neugeborenen. Ein 2½ kg schweres Kind hat eine Kalorienproduktion von durchschnittlich 105 Kalorien, ein 4½ kg schweres Kind eine Wärmebildung von ungefähr 188 Kalorien, bei beiden Kindern ist somit die Quote, welche auf 1 kg Körpergewicht fällt, 42 Kalorien, wie beim normalgewichtigen Kind. Die Werte für die meisten Neugeborenen liegen innerhalb einer Variationsbreite von ± 10%, eine Reihe von Kindern zeigt aber Abweichungen bis zur Größe von ± 20% des obigen Mittelwertes.

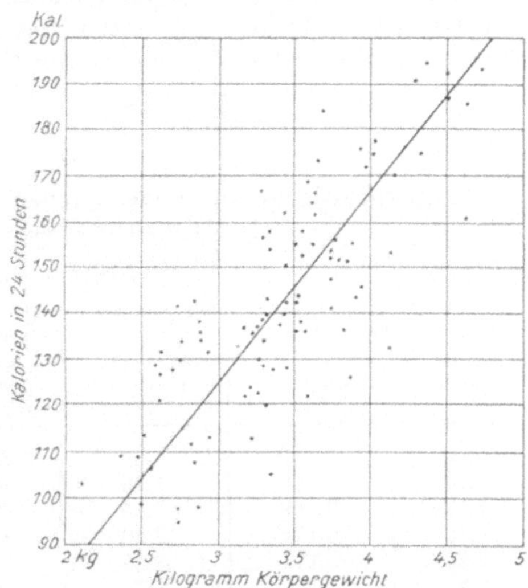

Abb. 8. Ruheumsatz bei Neugeborenen. (Aus Benedict, Energy requirements of children from birth to puberty)

Wenn man den Stoffwechsel auf ein Flächenmaß bezieht, so tritt der Tiefstand in der Neugeborenenzeit und im frühen Säuglingsalter noch deutlicher hervor. Der Ruheumsatz in 24 Stunden pro Quadratmeter Körperoberfläche schwankt zwischen 459 und 732 Kalorien, der graphische Durchschnitt beträgt etwa 612 Kalorien. Die Körperoberfläche wird dabei nach der Formel von Lissauer ($O = 10{,}3\ P^{2/3}$) ermittelt. Dieser Wert von 612 Kalorien ist weit niedriger als die Stoffwechselgröße von einjährigen Kindern, welche über 1100 Kalorien ansteigt, auch in der späteren Kindheit ist der Energieumsatz mit 950 Kalorien viel intensiver als beim Neugeborenen, ebenso beim Erwachsenen, wo er ungefähr 900 Kalorien beträgt (siehe Abb. 19). Dieses Verhalten des Stoffwechsels des Neugeborenen hat Benedict veranlaßt, jede engere Fassung des Rubnerschen Oberflächengesetzes abzulehnen.

Beim Studium des normalen Grundumsatzes von Neugeborenen haben Benedict und Talbot gefunden, daß insbesondere zwei Faktoren die Höhe des Stoffwechsels beeinflussen, nämlich Körperlänge und Körpergewicht. Das Geschlecht macht dagegen keinen Unterschied aus. Die beiden Autoren ermittelten, daß die folgende (empirische) Formel (welche der 3. Potenz angehört) den Stoffwechsel neugeborener Kinder nach den ersten eineinhalb Tagen ziemlich treffend zum Ausdruck bringt:

Kalorienproduktion in 24 Stunden = 12,65 × Länge (in cm) × × $10{,}3 \cdot \sqrt[3]{\text{Gewicht}^2}$ (in kg).

Das letzte Glied der Gleichung ($10{,}3\ P^{2/3}$) ist, wie oben erwähnt, Lissauers Formel für die Körperoberfläche, welche für Kinder bis zu 6 kg Gewicht zutrifft. Die untenstehende Tabelle enthält die Ausrechnungen für die Körperoberflächen von Neugeborenen zwischen 2 und 5 kg nach dieser Formel bestimmt.

Tabelle 9

Körperoberfläche von neugeborenen Kindern, berechnet nach der Lissauerschen Formel

$$O = 10{,}3 \cdot \sqrt[3]{\text{Gewicht}^2}$$

(aus F. G. Benedict, Bestimmung des Gaswechsels bei Tieren und Menschen)

Körpergewicht kg	Körperoberfläche m²	Körpergewicht kg	Körperoberfläche m²	Körpergewicht kg	Körperoberfläche m²
2,00	0,163	3,05	0,217	4,05	0,262
2,05	0,166	3,10	0,219	4,10	0,264
2,10	0,169	3,15	0,222	4,15	0,266
2,15	0,172	3,20	0,224	4,20	0,268
2,20	0,174	3,25	0,226	4,25	0,270
2,25	0,177	3,30	0,228	4,30	0,272
2,30	0,179	3,35	0,231	4,35	0,274
2,35	0,182	3,40	0,233	4,40	0,277
2,40	0,184	3,45	0,235	4,45	0,279
2,45	0,187	3,50	0,237	4,50	0,281
2,50	0,190	3,55	0,239	4,55	0,283
2,55	0,192	3,60	0,241	4,60	0,285
2,60	0,195	3,65	0,244	4,65	0,287
2,65	0,197	3,70	0,246	4,70	0,289
2,70	0,200	3,75	0,249	4,75	0,291
2,75	0,202	3,80	0,251	4,80	0,293
2,80	0,205	3,85	0,253	4,85	0,295
2,85	0,207	3,90	0,255	4,90	0,297
2,90	0,210	3,95	0,257	4,95	0,299
2,95	0,212	4,00	0,260	5,00	0,301
3,00	0,214				

Die nach der Benedict-Talbotschen Formel gemachten Voraussagen stimmen innerhalb 6% mit den tatsächlich gefundenen Werten überein.

Eine zweite größere Untersuchung des Stoffwechsels bei Neugeborenen (38 Kindern) wurde von Murlin, Conklin und Marsh durchgeführt. Diese Beobachter fanden als Mittel von 98 Perioden einen Gesamtwert pro 24 Stunden von 160 Kalorien, pro Quadratmeter wurden 700 Kalorien, pro Kilogramm 48 Kalorien errechnet. Im Gegensatz zu diesem „basalen" Stoffwechsel, der alle 98 Perioden aller 38 Kinder berücksichtigt, fanden sie als „minimalen" Stoffwechsel niedrigere

Werte, wenn sie von jedem Kind nur den niedrigsten Wert ins Kalkül zogen. Der Totalverbrauch war dann 114 (?) Kalorien, der Wert für den Quadratmeter Körperoberfläche 658 Kalorien und für das Kilogramm Körpergewicht 44,6 Kalorien. Diese Werte sind höher als die von Benedict und Talbot gefundenen, obwohl auch hier die Kinder vollkommen ruhig geschlafen hatten.

Von großem Interesse ist das Verhalten des respiratorischen Quotienten während der ersten Lebenstage. Der Nüchtern-respiratorische Quotient hängt im wesentlichen vom Ernährungszustand ab; je besser dieser ist, um so höher ist im allgemeinen der respiratorische Quotient. Der Neugeborene erhält nur wenig oder gar keine Nahrung und das Verhalten des respiratorischen Quotienten während dieses Fastens ermöglicht einen Schluß auf die Art der Nahrungsstoffe, welche die Energiequelle während dieser Zeit darstellen. Die Tabelle zeigt,

Tabelle 10

Respiratorischer Quotient von neugeborenen Kindern während der ersten acht Lebenstage

	Lebenstag							
	1.	2.	3.	4.	5.	6.	7.	8.
Benedict u. Talbot	0,80	0,74	0,73	0,75	0,79	0,82	0,81	0,80
Murlin	0,79	0,76	0,75	0,75	0,81	0,80	0,82	0,81

(Aus Talbot, Basal metabolism of children)

daß am dritten Tag mit dem Tiefstand des Körpergewichts der Glykogenvorrat des Körpers aufgebraucht ist, und der Neugeborene vom eigenen Körperfett lebt. Dieser Zucker- und Fettverbrauch zugleich mit dem gewichtigeren Wasserverlust ist die Ursache der sogenannten physiologischen Körpergewichtsabnahme des Neugeborenen. Die Bestimmungen von Benedict und Talbot sowie von Murlin und seinen Mitarbeitern sind ziemlich übereinstimmend. Am Tage der Geburt ist der respiratorische Quotient ungefähr 0,80, sinkt bis zum dritten Tag auf ungefähr 0,73 ab und erhebt sich dann am fünften oder sechsten Tage wieder über 0,80. Eine Ergänzung dieser Untersuchungen bilden die Beobachtungen von Schick und Wagner über die besondere Azetonbereitschaft des Neugeborenen, welche nachwiesen, daß die Glykogenreserven schon ungefähr 50 Stunden nach der Geburt aufgebraucht sind. Diese Autoren ziehen daraus den praktischen Schluß, daß man den Neugeborenen nicht zu lange hungern lassen soll.

Bei der Untersuchung des Grundumsatzes frühgeborener Kinder sind ganz besondere Kautelen nötig, um richtige Werte festzustellen. Die Gefahr besteht darin, daß man eher zu niedrige Zahlen erhält, wenn es wegen der mangelhaften Wärmeregulierung zur Unterkühlung und zur Erniedrigung der normalen Körpertemperatur kommt, wodurch zwangsläufig die Zellverbrennungen und die gesamte Lebenstätigkeit unter das physiologische Maß herabgesetzt werden. Die von Talbot erhobenen Zahlen sind sehr niedrig, auch relativ niedriger als beim reifen Neugeborenen. Bei der Beziehung auf die Körperoberfläche entfallen auf einen Quadratmeter oft nicht einmal 400 Kalorien (gegen 600 beim Neugeborenen). Höher sind die Werte von Marsh und Murlin: Der Tagesverbrauch beläuft sich für den „basalen" Umsatz auf 156 Kalorien, auf den Quadratmeter entfallen 630 Kalorien, auf das Kilogramm 49 Kalorien. Der „minimale" Umsatz liegt tiefer: Tagesverbrauch 105 Kalorien, Quadratmeterwert 600 Kalorien, Kilogrammwert 46,3 Kalorien. Ein abschließendes Urteil scheint bis jetzt noch nicht möglich. Der respiratorische Quotient der Frühgeburt hält sich länger niedrig als beim reifen Neugeborenen und erhebt sich nur ganz langsam zu den Zahlen wohlgenährter Säuglinge.

Säuglinge und junge Kleinkinder verhalten sich nur dann ruhig und ohne Geschrei, wenn sie Nahrung zu sich genommen haben. Bei der Untersuchung des Grundstoffwechsels hat man somit nur den Ruheumsatz bestimmt, während man auf die Forderung der Nüchternheit bewußt verzichtet. Da die spezifisch dynamische Wirkung im jungen Kindesalter recht gering ist, so kann man diesen bekannten kleinen Fehler ruhig in Kauf nehmen, um den unberechenbaren und größeren Fehler körperlicher Unruhe zu vermeiden. Mit diesem Fehler der spezifisch dynamischen Wirkung sind die Grundstoffwechselwerte der Neugeborenen, der Säuglinge und der Kleinkinder bis zu zwei Jahren behaftet, nach dem zweiten Lebensjahr kann man richtige Ruhe-Nüchtern-Umsätze erheben.

Die zahlreichsten und gründlichsten Untersuchungen an Kindern stammen von Benedict und Talbot und deren Mitarbeitern; deren Ergebnisse sind im folgenden mitgeteilt. Pollitzer und Stolz machen darauf aufmerksam, daß ihre mit dem Krogh-Apparat unter Berücksichtigung aller geforderten und üblichen Kautelen gefundenen Werte auffallend oft höher liegen als die amerikanischen Standardzahlen. Der Unterschied beträgt auch für „gesunde" Personen oft 10 bis 15%. Pollitzer führt den Unterschied darauf zurück, daß unsere Bevölkerung tuberkulös stärker durchseucht, in einem höheren Prozentsatz strumös und außerdem, mit amerikanischen Verhältnissen verglichen, unterernährt ist. Durch den geringeren Fettgehalt des Körpers (Untergewicht) werden bei der Oberflächenberechnung und bei der Berechnung des Stoffwechsels pro Kilogramm Körpergewicht die Werte erhöht werden.

Die bei der Untersuchung gesunder, regelrecht entwickelter Kinder gefundenen Werte wurden von Benedict in Koordinatensysteme eingezeichnet, um aus der Anordnung und Dichte der Punkte die mittlere Tendenz, das heißt den „Normalwert" aufzufinden. Wurde in den Koordinaten die Beziehung auf Alter, Gewicht, Körperoberfläche usw. gewechselt, so konnte aus der geringeren oder stärkeren Streuung der Punkte ein vorwiegender Einfluß einer dieser Faktoren abgeleitet werden.

Die einfachste Anordnung der Grundumsatzwerte ergibt sich nach dem Alter. Diese Gruppierung ist für normale Kinder recht gut brauchbar und zeigt ein prinzipielles Verhalten, da bei ungestörter Entwicklung mit dem Alter sowohl Gewicht als Größe (Menge des atmenden Protoplasmas) regelmäßig ansteigen. In den jüngeren Jahren liegen die Punkte ziemlich nahe beisammen, erst bei den späteren Altersklassen wird die Streuung größer, die konstitutionellen Unterschiede werden deutlicher. Hypoplastiker werden bei der Reihung nach dem Alter naturgemäß um so mehr aus der Reihe fallen, je kleiner und untergewichtiger sie sind.

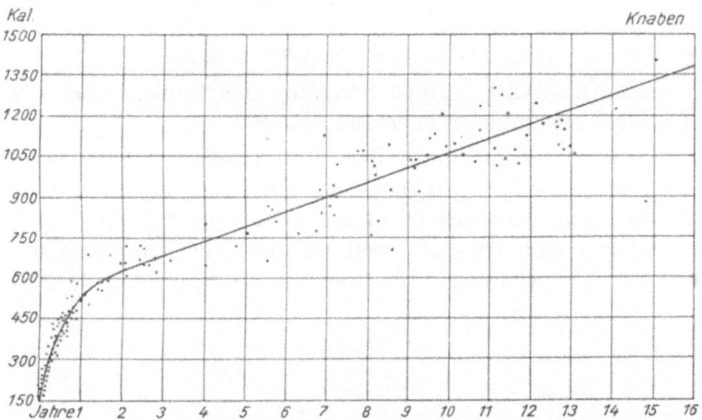

Abb. 9. Grundumsatz in 24 Stunden von Knaben, bezogen auf das Alter. (Aus Benedict, Energy requirements of children from birth to puberty)

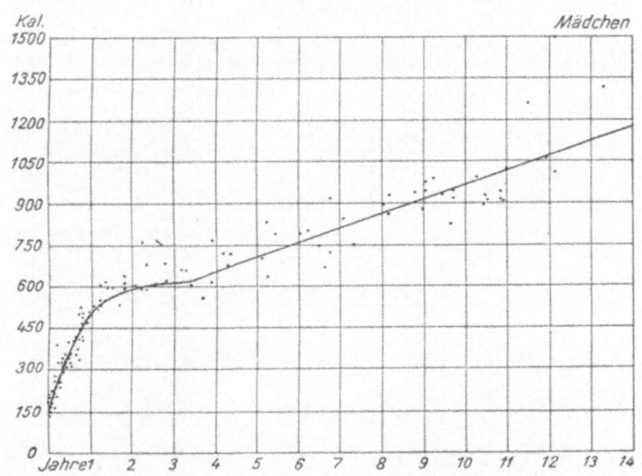

Abb. 10. Grundumsatz in 24 Stunden von Mädchen, bezogen auf das Alter. (Aus Benedict, Energy requirements of children from birth to puberty)

Die Abbildungen 9 und 10, auf denen die Werte der untersuchten Knaben und Mädchen getrennt aufgezeichnet sind, lassen einen deutlichen

Geschlechtsunterschied im Stoffwechsel erkennen, der schon mit etwa anderthalb Jahren bemerkbar wird und mit vierzehn Jahren ungefähr 10% beträgt. Dies gilt für die Werte der Einzelbestimmungen von Benedict und Talbot, während die Gruppenuntersuchungen der Mädchenriege zwischen zwölf und fünfzehn Jahren von Benedict und Hendry fast die Werte für die Knaben erreichten.

Die Kraftwechselkurve nach dem Alter gibt beim Kind zugleich ein Bild der Protoplasmavermehrung mit zunehmendem Alter. Die Tabellen zeigen, daß der Massenzuwachs keine direkte Funktion des Alters ist, der steile Verlauf der Kurve im ersten Lebensjahr demonstriert die bekannte Tatsache, daß zu dieser Zeit der Gewichtsanstieg schneller vor sich geht als in der späteren Kindheit.

Die verhältnismäßig geringe Streuung der Punkte zeigt die gleichartige Entwicklungstendenz normaler Kinder.

Eine bessere Anordnung der individuellen Grundumsatzwerte ergibt sich nach dem Körpergewicht. Die Übereinstimmung zwischen Wärmebildung und Körpergewicht ist, besonders bei Knaben, in allen Altersstufen deswegen so groß, weil während der ganzen Kindheit die Verteilung der Körpermasse auf atmendes Protoplasma und energetisch

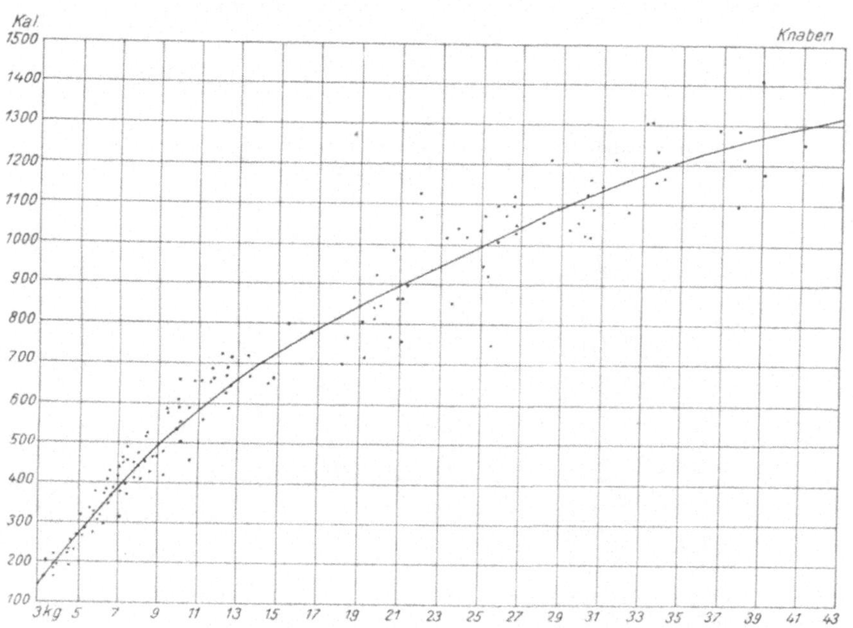

Abb. 11. Grundumsatz in 24 Stunden von Knaben, bezogen auf das Körpergewicht. (Aus Benedict, Energy requirements of children from birth to puberty)

inaktives Gewebe normalerweise ziemlich gleichbleibend ist. Bei Mädchen ergeben die Stoffwechselwerte in allen Lebensaltern eine größere Streuung als bei Knaben. Die Erklärung dürfte darin gelegen sein, daß die Fettmenge bei Mädchen individuell verschiedener ist.

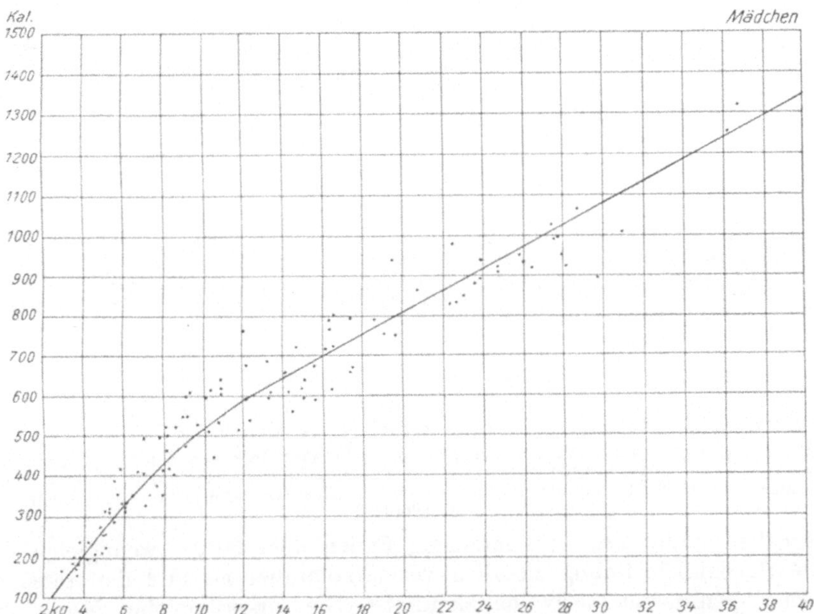

Abb. 12. Grundumsatz in 24 Stunden von Mädchen, bezogen auf das Körpergewicht. (Aus Benedict, Energy requirements of children from birth to puberty)

Eine bemerkenswerte Tatsache muß besonders hervorgehoben werden: Während bei den Kindern, die über 10 Kilogramm schwer oder über ein Jahr alt sind, der Stoffwechsel ziemlich geradlinig und nach dem Flächengesetz entsprechend der $^2/_3$-Potenz des Gewichtes ansteigt, zeigt sich (auch bei der Anordnung der Kurve nach dem Gewichte) von der Geburt bis zum Ende des ersten Lebensjahres ein viel steilerer Kurvenverlauf. Dies bedeutet, daß die Werte für die Kalorienproduktion beim jungen Säugling viel geringer sind, als nach $P^{2/3}$ zu erwarten sein müßte. Je jünger der Säugling ist, um so weniger entspricht sein Stoffwechsel der Flächenregel. Diese Tatsache hat, wie schon erwähnt, Benedict zur Ablehnung des streng gefaßten Oberflächengesetzes geführt. Eine befriedigende Erklärung für diese Tatsache kann man bisher nicht geben. Möglicherweise hängt diese Abweichung von den allgemeinen Stoffwechselgesetzen mit Umstellungen zusammen, welche beim Übergang vom fötalen zum extrauterinen Leben eintreten.

Deutlicher noch als auf den Tafeln, auf denen der Stoffwechsel auf das Körpergewicht bezogen ist, kommt der niedrige Stoffwechsel des jungen Säuglings auf den Tabellen zur Anschauung, wo die Kalorienproduktion auf den Quadratmeter Körperoberfläche berechnet ist. Obwohl man annehmen sollte, daß die Differenzen bedingt durch Größe und Gewicht durch die Benützung der Körperoberfläche als Vergleichmaß mehr oder minder eliminiert sind, so ist die Streuung der Werte doch

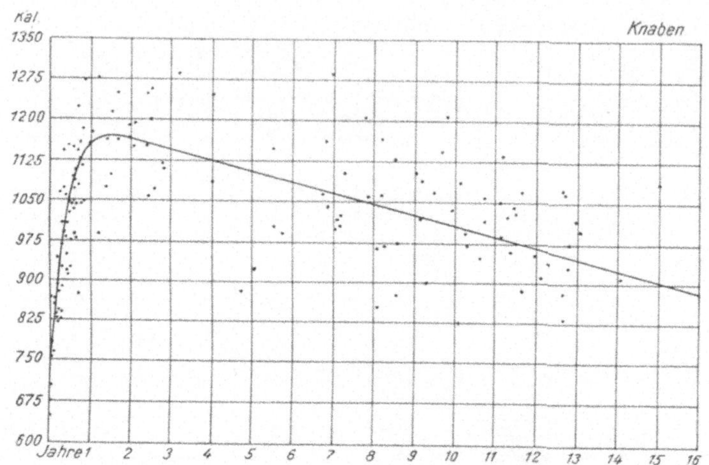

Abb. 13. Grundumsatz in 24 Stunden pro m² Körperoberfläche von Knaben, bezogen auf das Alter. (Auf diesem Bilde haben wir die Führungslinie zwischen dem 6. Monat und 2 Jahren abweichend von der Benedictschen Auffassung, und zwar etwas höher eingezeichnet)

verhältnismäßig groß (in manchen Fällen über 30%), wenngleich die Oberflächenberechnung ziemlich vervollkommnet ist und den tatsächlichen Meßwerten sehr nahekommt. Die ursprüngliche Meehsche Formel für die Oberflächenbestimmung ($O = 12{,}3 \sqrt[3]{G^2}$) wurde von

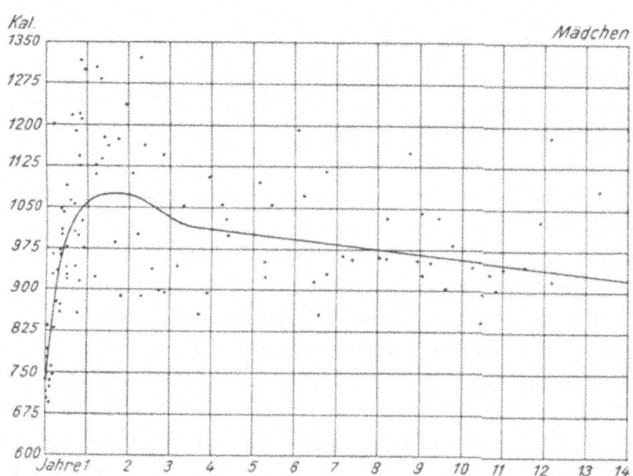

Abb. 14. Grundumsatz in 24 Stunden pro m² Körperoberfläche von Mädchen, bezogen auf das Alter. (Aus Benedict, Energy requirements of children from birth to puberty)

Lissauer auf $10{,}3 \sqrt[3]{G^2}$ korrigiert. Benedict und Talbot stellten dann fest, daß die Lissauer-Formel, welche für das Säuglingsalter ziemlich genau zutrifft, mit fortschreitendem Alter falsche Werte zeigt.

Sie unternahmen es, für die verschiedenen Altersstufen und für beide Geschlechter zutreffendere Konstanten zu ermitteln. Diese Konstanten sind aus der folgenden Tabelle ersichtlich.

Tabelle 11

Konstanten zur Berechnung der Körperoberfläche

$$O = K \cdot \sqrt[3]{\text{Gewicht}^2}$$

nach Benedict und Talbot.

(Aus Talbot, Grundstoffwechsel im Kindesalter.)

Knaben		Mädchen	
Körpergewicht (ohne Bekleidung)	Konstante	Körpergewicht (ohne Bekleidung)	Konstante
bis zu 6 kg	10,0	bis zu 6 kg	10,1
6 bis 15 „	10,6	6 bis 15 „	10,6
15 „ 25 „	11,2	15 „ 25 „	10,8
25 „ 40 „	11,5	25 „ 40 „	11,1

Diese Konstanten stimmen gut bei normalen Kindern, aber sie können nicht mit gleicher Genauigkeit bei abnormen Individuen angewendet werden. In solchen Fällen gewährt noch die du Boissche Formel große Genauigkeit. Die du Boissche Formel für die Berechnung der Körperoberfläche stützt sich auf genaue Oberflächenmessungen und benützt neben dem Körpergewicht außerdem auch die Körperlänge. Die Formel lautet:

$$\text{Oberfläche} = \text{Gewicht (in kg)}^{0{,}425} \times \text{Länge (in cm)}^{0{,}725} \times 71{,}84.$$

Zur Erleichterung der Schätzung der Körperoberfläche aus Körperlänge und Körpergewicht hat du Bois ein Schema angegeben, von dem man die Oberfläche direkt ablesen kann. Das Schema ist in Abb. 15 abgebildet.

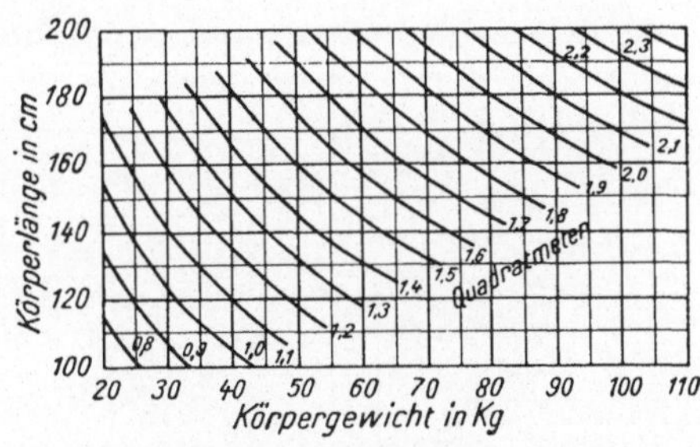

Abb. 15. Schema von du Bois zur Ablesung der Körperoberfläche aus Körperlänge und Körpergewicht

Erwähnt soll noch werden, daß Howland (1911) durch eine Kombination der Formeln von Meeh und Lissauer folgende Formel errechnete:

$$\text{Oberfläche} = 0{,}483 \times \text{Gewicht (in g)} + 730\ \text{cm}^2.$$

Wenn man die Kalorienproduktion pro Kilogramm Körpergewicht anordnet, so zeigen die Werte eine außerordentlich große Streuung, so daß es sehr problematisch ist, eine mittlere Linie einzuzeichnen, welche die allgemeine Tendenz des Kurvenverlaufs zum Ausdruck bringen soll. Es läßt sich nur die prinzipielle Tatsache herauslesen, daß der Stoffwechsel für die Gewichtseinheit in der frühen Kindheit beträchtlich höher ist als in den späteren Jahren, was, wie weiter vorne schon auseinandergesetzt, eine Folge des Oberflächengesetzes ist. Wie bei allen Anordnungen entsprechend dem Körpergewicht finden sich

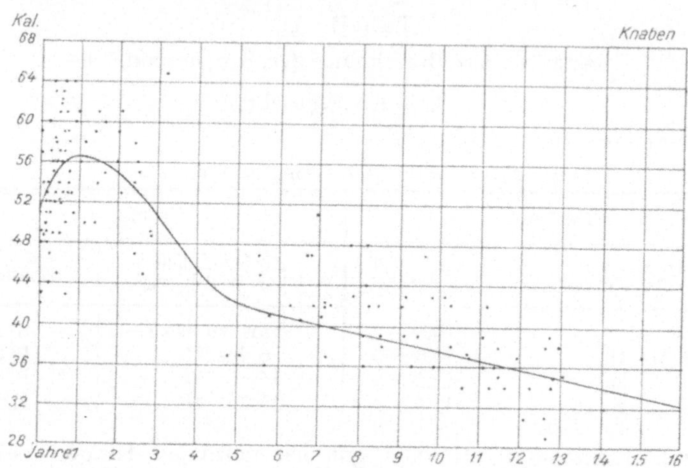

Abb. 16. Grundumsatz in 24 Stunden pro kg Körpergewicht von Knaben, bezogen auf das Alter. (Aus Benedict, Energy requirements of children from birth to puberty)

die fett- und wasserreichen Individuen bei den niedrigeren Werten, während die mageren Kinder sich an der oberen Grenze der Norm einreihen. Auf eine weitere Tatsache soll noch hingewiesen werden, nämlich,

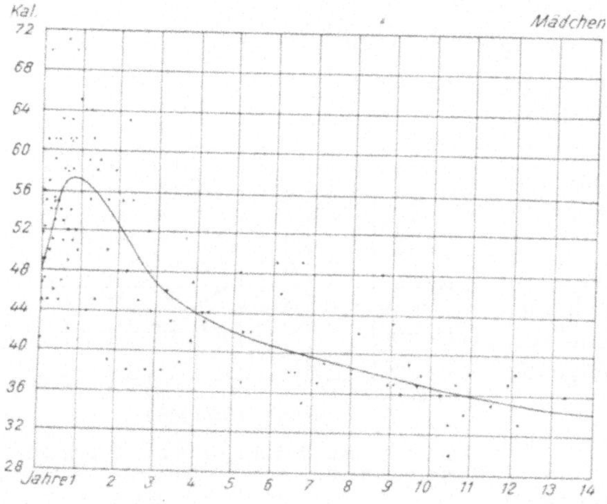

Abb. 17. Grundumsatz in 24 Stunden pro kg Körpergewicht von Mädchen, bezogen auf das Alter. (Aus Benedict, Energy requirements of children from birth to puberty)

daß sich auf allen Kurven die Pubertät durch keine deutliche Erhöhung der Werte markiert. Wie schon erwähnt, ist die Frage noch nicht eindeutig geklärt, ob die Pubertät allein, wenn sie ohne Strumenbildung und ohne Zeichen von Hyperthyreoidismus einhergeht, den Stoffwechsel wesentlich erhöhe. Ein derartiger Hinweis könnte vielleicht aus der Abb. 18 gelesen werden, wo die mittleren Stoffwechselintensitäten von Knaben und Mädchen miteinander verglichen werden. Bis zu einem Gewicht von 8 kg ist kein Geschlechtsunterschied festzustellen, dann senkt sich die Kurve der Mädchen unter die der Knaben, vermutlich weil die weiblichen Kinder weniger energetisch aktives Gewebe als die männlichen Kinder haben, dafür aber mehr Fettgewebe besitzen. Bei ungefähr 35 kg steigt nun die Linie der Mädchenwerte über die Knabenkurve an, was für eine Intensivierung des Stoffwechsels im Sinne eines Pubertätseinflusses sprechen würde. Beim Erwachsenen stellt sich die Präponderanz des männlichen Stoffwechsels wieder her (Abb. 19).

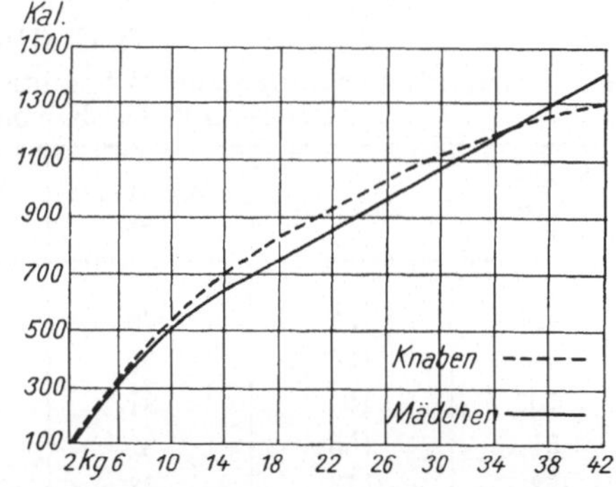

Abb. 18. Vergleich des Grundumsatzes in 24 Stunden von Knaben und Mädchen, bezogen auf das Körpergewicht. (Aus Benedict, Energy requirements of children from birth to puberty)

Es seien hier noch zusammenfassend die Formeln und Werte mitgeteilt, nach denen Benedict (1925) die Voraussage für die Höhe des normalen Grundumsatzes zu berechnen empfiehlt.

Beim Vergleich des Stoffwechsels von Knaben bezieht man sich am besten auf das Körpergewicht. Die folgende Tabelle enthält die Werte bis zum zwölften Lebensjahr.

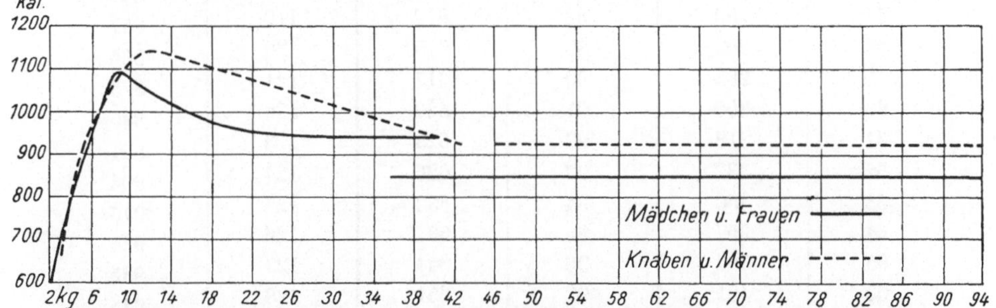

Abb. 19. Vergleich des Grundumsatzes in 24 Stunden pro m² Körperoberfläche bei beiden Geschlechtern, bezogen auf das Körpergewicht. (Aus Benedict, Energy requirements of children from birth to puberty)

Tabelle 12

Gesamtkalorienverbrauch für 24 Stunden von Knaben (bis zum zwölften Jahre) auf das Körpergewicht (Nacktgewicht) berechnet

Körpergewicht kg	Kalorien	Körpergewicht kg	Kalorien	Körpergewicht kg	Kalorien
3	150	15	725	27	1045
4	210	16	755	28	1070
5	270	17	780	29	1090
6	330	18	805	30	1115
7	390	19	830	31	1140
8	445	20	860	32	1160
9	495	21	885	33	1180
10	545	22	910	34	1200
11	590	23	940	35	1220
12	625	24	965	36	1240
13	660	25	990	37	1255
14	695	26	1020	38	1275

Der Stoffwechsel von Mädchen im Alter von einer Woche bis zu zwölf Jahren wird am besten auf die Körpergröße bezogen.

Tabelle 13
Gesamtkalorienverbrauch für 24 Stunden von Mädchen (bis zum zwölften Jahre) auf die Körperlänge berechnet

Körperlänge cm	Kalorien	Körperlänge cm	Kalorien	Körperlänge cm	Kalorien
48	122	79	583	110	769
49	136	80	586	111	778
50	150	81	591	112	788
51	165	82	595	113	797
52	178	83	598	114	807
53	194	84	602	115	817
54	208	85	605	116	828
55	222	86	607	117	837
56	236	87	610	118	847
57	250	88	612	119	857
58	268	89	615	120	866
59	283	90	617	121	875
60	300	91	620	122	885
61	318	92	623	123	894
62	332	93	626	124	904
63	350	94	630	125	915
64	367	95	637	126	925
65	384	96	644	127	935
66	401	97	651	128	945
67	418	98	659	129	956
68	435	99	667	130	965
69	452	100	675	131	975
70	468	101	685	132	985
71	483	102	695	133	995
72	500	103	700	134	1005
73	516	104	711	135	1016
74	530	105	720	136	1026
75	543	106	730	137	1037
76	557	107	740	138	1047
77	567	108	749		
78	575	109	759		

Zur Ermittlung des Grundumsatzes von Knaben im Alter von zwölf bis zwanzig Jahren muß man sich der Formel für erwachsene Männer bedienen (siehe S. 77).

Grundumsatz für jedes Kilogramm Körpergewicht in 24 Stunden für Mädchen im Alter von zwölf bis zwanzig Jahren, auf das Lebensjahr bezogen.

Tabelle 14

12 Jahre	31,0 Kalorien	16 Jahre	21,9 Kalorien
$12^1/_2$,,	29,8 „	$16^1/_2$ „	21,8 „
13 ,,	28,6 „	17 „	21,8 „
$13^1/_2$,,	27,4 „	$17^1/_2$ „	21,8 „
14 ,,	26,2 „	18 „	21,8 „
$14^1/_2$,,	25,0 „	$18^1/_2$ „	21,8 „
15 ,,	23,8 „	19 „	21,8 „
$15^1/_2$,,	22,6 „	$19^1/_2$ „	21,8 „
		20 „	21,8 „

Die Ermittlung des wahrscheinlichen normalen Grundumsatzes von Erwachsenen.

Die Formel für Männer lautet:

Gesamte Wärmebildung in 24 Stunden = 66,473 + (13,752 × Gewicht in kg) + (5,003 × Länge in cm) — (6,755 × Alter in Jahren).

Die Formel für Frauen lautet:

Gesamte Wärmebildung in 24 Stunden = 655,096 (sic!) + (9,563 × Gewicht in kg) + (1,850 × Länge in cm) — (4,676 × Alter in Jahren).

Anhang

VI. Die klinischen Methoden der Kraftwechseluntersuchung

Das Gesetz von der Erhaltung der Energie gilt in der belebten Natur gleicherweise wie in der unbelebten. Energie kann nicht zerstört und nicht geschaffen werden. Die Summe aller Energie in einem geschlossenen System bleibt immer konstant. Auch auf biologischem Gebiet gibt es keine Ausnahme.

Die Lebensprozesse sind auf der Umwandlung potentieller Energie in kinetische Energie begründet. Die chemische Spannkraft der Nahrungsstoffe oder (beim Hungernden) des Körpergewebes wird dabei in Wärme und Arbeit umgewandelt. Ein Teil der im Stoffwechsel umgesetzten Spannkräfte geht direkt in Wärme über, ein anderer Teil erscheint in Form von Drüsenarbeit und mechanischer Kraft der Muskelbewegung. Wird durch die Muskelbewegung keine nach außen übertragene Arbeit geleistet, so geht die mechanische Kraft schließlich auch in Wärme über. Es wird z. B. die mechanische Kraft der Herztätigkeit durch die Widerstände, die sich der Blutbewegung entgegensetzen, verbraucht, das heißt sie wird durch Reibung in Wärme übergeführt. In gleicher Weise verhält es sich mit der mechanischen Kraft aller inneren muskulösen Organe, die keine nach außen übertragene Arbeit liefern. Im ruhenden Körper erscheint somit die gesamte umgesetzte Energiemenge schließlich als Wärme, so daß es möglich ist, aus der produzierten Wärmemenge den Energieumsatz zu erkennen. Wird dagegen eine nach außen übertragene Arbeit geliefert, z. B. ein Gewicht emporgehoben und oben liegen gelassen, so geht die mechanische Kraft hiebei in die der geleisteten Arbeit äquivalente Spannkraft (potentielle Energie des gehobenen Gewichtes) über und erscheint vorläufig nicht als Wärme. Diese Energie muß bei Berechnungen zu der in Wärme umgewandelten Energie hinzugezählt werden, da sie eine potentielle Energie darstellt, welche später in Wärme verwandelt werden kann, die aber doch auf Kosten der vorher eingenommenen Nahrungsmittel zu rechnen ist.

Unter den chemischen Prozessen im Körper gibt es auch solche, bei denen ein Verbrauch an Wärme stattfindet, wo also umgekehrt Wärme in chemische Spannkraft, in potentielle Energie, umgewandelt wird. Doch ist die Menge der auf diese Weise gebundenen Wärme gegenüber der im Stoffwechsel frei werdenden nur sehr gering. Ein solcher Wärmeverbrauch findet beispielsweise bei allen assimilatorischen Vorgängen im Körper statt, wo organische Substanzen aufgebaut werden.

Beim Wachstum oder bei der Nahrungsverarbeitung (Resynthese der resorbierten Nahrungsbausteine) wird Energie verzehrt, welche aus dem Abbau anderer organischer Materien gewonnen wird.

Die Nahrungsstoffe entwickeln bei der Verbrennung im tierischen Körper dieselbe Energie wie bei der Verbrennung außerhalb des Körpers. Die bei der kalorimetrischen Bestimmung in der Bombe gefundenen Werte für den Energiegehalt der Nahrungsstoffe sind Bruttowerte, sie stellen den gesamten Kraftinhalt der betreffenden Substanz dar. Bei der Verbrennung im Körper wird dieser aber nicht immer vollständig ausgenützt, der Nutzwert für den Körper ist daher entsprechend geringer. Fette und Kohlehydrate werden im Körper zu Kohlensäure und Wasser, also zu spannkraftlosen Endprodukten verbrannt und geben dabei ihren gesamten Kraftinhalt ab. Anders verhält es sich aber mit dem Eiweiß. Dieses wird im Körper nicht vollständig verbrannt, neben CO_2 und H_2O entstehen Harnstoff und andere Stoffwechselprodukte die noch einen nennenswerten Kraftinhalt besitzen, der dem Körper im Harn verlorengeht. Vom Kalorimeterwert des Eiweißes ist der Brennwert der entstehenden Harnstoffmenge abzurechnen, um den Nutzwert des Eiweißes im Körper zu erhalten. Rubner berechnet die verwertbare wärmebildende Kraft für 1 g Eiweiß mit rund 4,1, für 1 g Fett mit 9,3 und für 1 kg Kohlehydrat mit 4,1 Kalorien. Es soll besonders hervorgehoben werden, daß hier bei der Besprechung von Stoffwechselproblemen große Kalorien gemeint sind.

Direkte und indirekte Kalorimetrie

Die Methoden zur Messung der Wärmeproduktion des Menschen gehen entweder direkt oder indirekt vor. Der direkte Weg ist die Benützung eines Kalorimeters, welcher nach dem Prinzip der kalorimetrischen Bombe von Berthelot konstruiert ist. Der auf seinen Stoffwechsel zu untersuchende Organismus wird in einen von Wasser umgebenen Versuchsraum gebracht, wobei die Erhöhung der Temperatur des Wassers unter Berücksichtigung mannigfacher Korrekturen das Ausmaß der Wärmebildung bzw. des stattgehabten Stoffwechsels ergibt. Eine wesentliche Minderung der obwaltenden Schwierigkeiten erfuhr die kalorimetrische Methodik durch Benützung von Kalorimetern mit Luftfüllung, die von Rubner zu großer Vollkommenheit gebracht wurden. Es ist natürlich, daß große Kalorimeter, in deren Versuchskammer ein erwachsener Mensch tagelang ohne weitere Unannehmlichkeiten sich aufhalten kann, eine umfangreiche und komplizierte Apparatur darstellen, welche mühevoll zu bedienen ist, so daß solche Kalorimeter nur in wenigen großen Laboratorien verwendet werden.

Die indirekte Methode der Stoffwechseluntersuchung berechnet die Wärmebildung aus dem Gaswechsel, aus Sauerstoffverbrauch bzw. Kohlensäureausscheidung. Die Energieumformung im Organismus ist zum größten Teil an oxydative Vorgänge geknüpft. Die Zerlegung der Nahrungsstoffe geschieht unter Aufnahme von Sauerstoff (Verbrennung) und sie wird (bei Fetten und Kohlehydraten vollständig, beim Eiweiß zum großen Teil) bis zu den Endprodukten Kohlensäure und Wasser durchgeführt. Der mit der Atmung aufgenommene Sauerstoff wird an Kohlenstoff gebunden und (als Kohlensäure) mehr minder vollständig durch die Atmung wieder abgegeben. Kennt man die bei der Atmung gewechselten Sauerstoff- oder Kohlensäuremengen, so kann man die Wärmebildung berechnen. Diese Berechnung gründet sich auf folgende Überlegung: Bei der Oxydation irgendeines bekannten Nahrungsstoffes bis zu den Endprodukten wird für jedes Gramm verbrannter Substanz eine bestimmte Sauerstoffmenge verbraucht, eine bestimmte Kohlensäuremenge produziert und ein bestimmter Betrag an Wärme entwickelt. Die Volumseinheit verbrauchten Sauerstoffs (oder gebildeter Kohlensäure) entspricht einer ganz bestimmten Menge freigewordener Wärme, die als Kalorienfaktor oder kalorisches Äquivalent des Sauerstoffs (bzw. der Kohlensäure) bezeichnet wird. Das kalorische Äquivalent ist für die verschiedenen Nährstoffe von verschiedener Größe. Nachfolgende Tabelle gibt hierüber Aufschluß.

Tabelle 15

1 g	braucht zur Oxydation l O_2	bildet bei der Oxydation l CO_2	kalorisches Äquivalent von	
			1 l O_2	1 l CO_2
Stärke	0,829	0,829	5,05	5,05
Fett	2,019	1,427	4,69	6,63
Eiweiß	0,966	0,782	4,60	5,68

Die Berechnung der gebildeten Wärmemenge aus dem verbrauchten Sauerstoff oder aus der produzierten Kohlensäure ist aber nicht so einfach, da meist nicht ein Nährstoff allein verbrannt wird, sondern Gemische verschiedener Nahrungsstoffe. Wir müssen daher die Art und die Zusammensetzung des im Körper zur Verbrennung gelangenden Materials (nicht der aufgenommenen Nahrung) wissen. Dies zu erschließen gestattet der sogenannte respiratorische Quotient (R.Q.).

Der respiratorische Quotient

Wenn der mit der Atmung aufgenommene O_2 nur dazu verbraucht würde, den C der Nahrungsstoffe zu CO_2 zu verbrennen, so müßte das Volumen der ausgeschiedenen CO_2 gleich groß wie das Volumen des aufgenommenen O_2 sein, da nach der Avogadroschen Regel dieselbe Zahl von O_2- und CO_2-Molekülen (bei gleicher Temperatur und gleichem Druck) ein gleich großes Volumen einnehmen. Da aber mit dem aufgenommenen O_2 auch noch andere Bestandteile der Nahrung verbrannt werden, z. B. der H zu H_2O, der N zu Harnstoff, der S zu Schwefelsäure usw., so wird für gewöhnlich das Volumen der ausgeatmeten CO_2 kleiner sein müssen als das des aufgenommenen O_2. Das Verhältnis des Volumens der ausgeschiedenen Kohlensäure zum Volumen des aufgenommenen Sauerstoffs $\left(\frac{CO_2}{O_2}\right)$ nennt man den respiratorischen Quotienten. Wie groß der respiratorische Quotient jeweils ist, hängt vor allem von der Art der im Körper verbrennenden Nahrungsstoffe ab. Die Kohlehydrate enthalten im Molekül schon so viel O_2, als zur Verbrennung des H nötig ist („Hydrate“); es wird daher, wenn nur Kohlehydrate im Körper verbrennen, aller eingeatmete Sauerstoff zur Verbrennung von C verbraucht, das Volumen der eingeatmeten Sauerstoffmenge gleicht dann der ausgeatmeten Kohlensäuremenge, oder anders ausgedrückt: die eingeatmete Sauerstoffmenge und die an C gebundene ausgeatmete Sauerstoffmenge ist gleich, und der respiratorische Quotient ist 1. Die Eiweißstoffe und die Fette dagegen enthalten verhältnismäßig viel weniger O_2 im Molekül; wenn diese Stoffe im Körper verbrennen, wird daher ein Teil des eingeatmeten O_2 auch zur Verbrennung anderer Bestandteile als des C verbraucht werden, die Kohlensäuremenge ist kleiner als das Sauerstoffvolumen, und der respiratorische Quotient ist daher kleiner als 1. So beträgt er bei der Verbrennung von Eiweiß 0,809, bei der Verbrennung von Fett nur 0,707. Aus der Höhe des respiratorischen Quotienten ergeben sich daher wichtige Rückschlüsse auf die Art der im Körper verbrennenden Nahrungsstoffe. Ändert sich der respiratorische Quotient, so bedeutet das, daß eine Verschiebung in der Beteiligung der einzelnen Nahrungsstoffe am Gesamtstoffwechsel eingetreten ist: Steigen des respiratorischen Quotienten bedeutet vermehrte Verbrennung von Kohlehydraten, Sinken des respiratorischen Quotienten bedeutet vermehrte Verbrennung von Fett (gleichbleibende Eiweißverbrennung vorausgesetzt). Wenn durch normale Atemmechanik Gewähr gegeben ist, daß die Kohlensäureausscheidung wirklich der Kohlensäureproduktion entspricht, dann wird der respiratorische Quotient einzig und allein von der Art der im Körper verbrennenden Nahrungsstoffe bedingt.

Die folgende Tabelle gibt über den respiratorischen Quotienten und über das kalorische Äquivalent des Sauerstoffes bei der Oxydation einer Fett- und Stärkemischung Aufschluß.

Tabelle 16

Respiratorischer Quotient	Kalorisches Äquivalent von 1 l O_2	Von der gelieferten Energie und dem O_2-Verbrauch entfallen in Prozenten auf	
		Kohlehydrate	Fette
1,00	5,05	100	0
0,95	4,99	83	17
0,90	4,92	66	34
0,85	4,86	49	51
0,80	4,80	32	68
0,75	4,74	15	85
0,70	4,69	0	100

Da sich aber beim Menschen auch das Eiweiß am Kraftwechsel beteiligt, so muß dieses mit einem bestimmten Betrag in Rechnung gestellt werden. Der normale Umfang seines Anteils am Energieumsatz liegt zwischen 10 und 20%. Beim nüchternen ruhenden Menschen kann man annehmen, daß etwa 15% der Wärme vom Eiweiß stammen. Wenn nun die übrigen 85% zu wechselnden Anteilen von Kohlehydraten und

Fetten geliefert werden, so ergeben sich folgende Beziehungen zwischen dem respiratorischen Quotienten und dem kalorischen Äquivalent des Sauerstoffes.

Tabelle 17

Der Sauerstoff verteilt sich			Respiratorischer Quotient	Kalorisches Äquivalent von 1 l O_2
auf Eiweiß mit %	auf Kohlehydrate mit %	auf Fett mit %		
15	85	0	0,97	4,98
15	78	7	0,95	4,95
15	61	24	0,90	4,89
15	44	41	0,85	4,83
15	26	59	0,80	4,77
15	9	76	0,75	4,71
15	0	85	0,72	4,67

Eine stärkere oder geringere Beteiligung des Eiweißes an den Verbrennungen ändert den kalorischen Wert des Sauerstoffes nicht wesentlich.

Die Berechnung der Wärmeproduktion aus dem Gaswechsel

Die Kenntnis der gewechselten Gasmengen von Sauerstoff und Kohlensäure gibt uns genug Anhaltspunkte, um die beim Stoffwechsel produzierte Wärmemenge individuell messen zu können. Der respiratorische Quotient gibt uns Aufschluß über die Art der im Körper jeweils verbrennenden Nahrungsstoffe und erlaubt uns, das entsprechende kalorische Äquivalent bei der Berechnung in Anwendung zu bringen. Auf diese Weise gelingt es, die Wärmebildung des Körpers aus den Resultaten des Gaswechselversuches mit ziemlicher Genauigkeit zu ermitteln, so daß zwischen direkter und indirekter Kalorimetrie eine befriedigende Übereinstimmung besteht.

Es sei darauf hingewiesen, daß im Organismus außer durch Oxydation auch noch durch andere Vorgänge (allerdings nur im geringem Ausmaß) potentielle Energie in aktive Energie umgewandelt wird, z. B. bei den Spaltungen. Bei den üblichen Gaswechseluntersuchungen wird nur der Energieumsatz berücksichtigt, der unter Sauerstoffverbrauch einhergeht.

Bis vor kurzem war die Technik der Messung des Sauerstoffverbrauches sehr schwierig, dagegen konnte die Menge der ausgeschiedenen Kohlensäure durch Absorption leicht bestimmt werden. Die Kohlensäureabgabe wird aber weit mehr von äußeren Zufälligkeiten beeinflußt als die Sauerstoffaufnahme. Wenn man aus der Kohlensäureproduktion ein richtiges Bild über die Wärmeproduktion gewinnen will, so müssen gewisse Faktoren sorgfältig in Rechnung gezogen werden. Das kalorische Äquivalent für 1 l entstandener Kohlensäure schwankt zwischen 5,05 und 6,63, je nachdem ob Kohlehydrate oder Fette verbrannt worden sind (siehe Tabelle 15), der Unterschied beträgt ungefähr 30%. Wenn man nicht weiß, welche Nahrungsstoffe der Körper zersetzt hat, so ist bei der Berechnung der Wärmebildung aus der Kohlensäure allein, der mögliche Fehler viel größer als beim Sauerstoffverfahren. Eine zweite Unsicherheit ist darin gelegen, daß die Kohlensäureausscheidung und Kohlensäurebildung nicht immer identisch sind. Bei kurzdauernden Versuchen besteht die Möglichkeit, daß durch eine veränderte Lungenventilation das normale Kohlensäureniveau im Blut und in den Geweben, und zwar oft beträchtlich, verändert wird. Verstärkte Lungenatmung z. B. führt zu vermehrter Abdunstung der Kohlensäure aus dem Körper, dagegen verursacht eine verminderte und oberflächliche Atemtätigkeit bei nicht genügend eingewöhnten Versuchspersonen oder während des Schlafes sehr leicht eine Retention von CO_2. Beide Fehler könnten zu einem falschen Bild über die tatsächliche Stoffwechselintensität verleiten, wenn die ausgeatmete Kohlensäuremenge allein für die Beurteilung des Energieumsatzes in Betracht gezogen wird.

Bei den einfachen Methoden der Respirationskalorimetrie mit Benützung von Spirometern wird nur der Lungengaswechsel berücksichtigt, dagegen fällt die Bestimmung der durch die Haut abgegebenen Kohlensäure fort. Unter normalen Verhältnissen wird durch die Haut ungefähr 1% von der Menge der Kohlensäure abgedunstet, die durch die Lunge ausgeschieden wird, während der Sauerstoffanteil noch geringer ist. Bei Erhöhung der Umgebungstemperatur kann aber diese Kohlensäuremenge auf 2 bis 3% und noch mehr ansteigen.

Die erwähnten Fehlerquellen fallen bei der Beurteilung des Kraftwechsels aus dem Sauerstoffverbrauch allein weit weniger ins Gewicht; das kalorische Äquivalent für den Liter verbrauchten Sauerstoffs schwankt in viel engeren Grenzen, nämlich zwischen 5,05 und 4,60, also maximal um weniger als 10%. Krogh und Lindhard haben gezeigt, daß der respiratorische Quotient im wesentlichen durch die Zusammensetzung der Kost der vorhergehenden Tage bestimmt wird, so daß er sich durch Festsetzung einer entsprechend ausgewählten Kost einigermaßen einstellen läßt. Die zu untersuchenden Personen werden einen Tag oder noch besser zwei Tage vor dem Respirationsversuch eiweißarm ernährt, so daß man den Eiweißumsatz vernachlässigen und die Verbrennungen als im wesentlichen an stickstoffreien Nahrungsstoffen ablaufend annehmen kann. Durch die entsprechende Diät wird der respiratorische Quotient auf ungefähr 0,8 bis 0,9 festgelegt, so daß jedem Liter aufgenommenen Sauerstoffs mit einem Fehler, der nach der Angabe Kroghs 1% nicht übertrifft, 4,9 Kalorien entsprechen. Dies wird durch folgende Diät erzielt:

Ohne Beschränkung können verabreicht werden: Kartoffeln, Brot, Zwieback, Cakes, aus Mehl zubereitete Speisen, ferner Gemüse, Obst (mit Ausnahme von Nüssen), Marmelade, Zucker sowie Suppe und Tee. In beschränkter Menge Butter, dünn auf das Brot gestrichen, nicht zum Gemüse hinzugefügt, wenn nötig, auch etwas Fleisch oder Fisch, aber nicht mehr als 50 g. Die letzte Mahlzeit, 12 oder 14 Stunden vor Anstellung der Bestimmung, soll so wenig Eiweiß als möglich enthalten.

Der Organismus nimmt nur so viel Sauerstoff auf, als die Verbrennungen tatsächlich erfordern, Sauerstoffaufnahme und Sauerstoffverbrauch bzw. Verbrennung sind immer ganz übereinstimmend, da im Prinzip die Zelle den Verbrauch bestimmt; es ist daher vollständig gleichgültig, ob mit der Einatmungsluft eine eben hinreichende Sauerstoffmenge (ein Gehalt von beiläufig 15% bis 13% genügt noch) zugeführt wird, oder ob reiner 100%iger Sauerstoff eingeatmet wird.

Die Kenntnis des Sauerstoffverbrauches allein ist somit für die Beurteilung des Kraftwechsels von größerem Wert als die ausschließliche Kohlensäurebestimmung. Die Kenntnis beider Größen zusammen ist das ideale Resultat jeder Kraftwechseluntersuchung, da man damit den respiratorischen Quotienten genau ermitteln kann. Man wird sich aber für die klinische Beurteilung von gröberen Stoffwechselstörungen oft mit der alleinigen Sauerstoffbestimmung begnügen können, um so mehr als die jetzt hiefür zur Verfügung stehenden Methoden einfach zu handhaben und für den Patienten mit nur geringen Belästigungen verbunden sind.

Diese neuen einfachen klinischen Methoden zur Ermittlung des Sauerstoffverbrauches beruhen auf der Benützung von Spirometern, mit denen die Volumsabnahme einer kleinen zirkulierenden Sauerstoffmenge und damit der Sauerstoffverbrauch direkt gemessen wird. Das gleiche Prinzip ist sowohl bei dem Apparat von Benedict als auch bei dem Kroghschen Spirometer (das vorwiegend in Europa in Verwendung steht) in Anwendung gebracht.

Das Spirometer von Krogh

Das Spirometer von Krogh ist eine viereckige, längliche Zinkblechschachtel, deren Seitenwände von einer tiefen Rinne umgeben sind. Diese Rinne ist mit Wasser gefüllt, in welches die umgebogenen Ränder des Spirometerdeckels eintauchen, so daß bei jeder Deckelstellung der Innenraum des Spirometers gegen die äußere Luft vollkommen luftdicht abgeschlossen ist. Der Deckel dreht sich um eine wagrechte Achse, die an einer seiner Schmalseiten angebracht ist; da die Achse nur auf zwei Stahlspitzen aufruht, so ist der Deckel leicht beweglich, außerdem ist seine Schwere durch ein Gegengewicht äquilibriert, so daß er jeder Volumsänderung des Spirometers bei der Atmung ohne Widerstand folgt. Das Spirometer dient als Reservoir für die Atmungsluft; das für das Inspirium bestimmte Rohr beginnt am obern Rand der Spirometerschachtel knapp unter dem Deckel. Die bei der Exspiration in das Spirometer zurückgeschickte Luft tritt durch ein Rohr am Boden

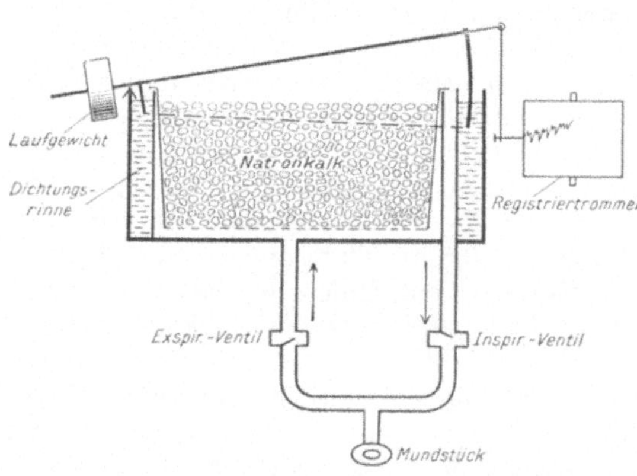

Abb. 20. Das Spirometer von Krogh

der Schachtel ein und muß zunächst durch die Lücken mehrerer Schichten von Natronkalkbröckeln streichen, bis sie zum freien Spirometerraum unter dem Deckel aufsteigt. Der Natronkalk [1]) liegt nicht frei in der Schachtel, sondern in einem Drahteinsatz. Da die Exspirationsluft gezwungen wird, zuerst zwischen den Natronkalkstücken durchzustreichen, bis sie in den Bereich des Inspirationsrohres kommt, wird sie in kürzester Zeit vollständig von der Kohlensäure befreit und verunreinigt somit nicht die Luft im Spirometer. Im Spirometer befindet sich nun ein Gemisch von Luft und Stickstoff. Vor dem Versuch füllt man mit Sauerstoff nach. An das Inspirationsrohr und an das Exspirationsrohr schließen sich weite Gummischläuche, die in ein gemeinsames gabelförmiges Glasrohr münden. In der Mitte der Glasgabel befindet sich ein Fortsatz, an dem das Gummimundstück angesteckt wird. In den Inspirationsschlauch und in den Exspirationsschlauch ist je ein Ventil eingeschaltet, welches den Luftstrom immer nur in derselben Richtung durchtreten läßt und damit sicherstellt, daß die ausgeatmete Luft zuerst in den Natronkalk gelangt und die Einatmungsluft aus dem freien Spirometerraum unter dem Deckel entnommen wird. Die Bewegungen des Spirometers werden durch einen Zeiger, der am Deckel befestigt ist und der einer Schreibtrommel anliegt, auf berußtem Papier aufgeschrieben. Durch eine Markiervorrichtung wird die Zeit mit aufgezeichnet. Da die Nase des Patienten durch eine Klemme luftdicht abgeschlossen ist, so zeigt die während der bestimmten Zeit aus dem Spirometer verschwundene Sauerstoffmenge den Sauerstoffverbrauch an.

Wenn das Kind ruhig und gleichmäßig geatmet hat, dann liegen die oberen Spitzen der Atemkurve (das Ende jedes Exspiriums) in einer geraden abfallenden Linie. Ein solches Verhalten zeigt an, daß der Abfall der Atemkurve wirklich durch den stattgehabten Sauerstoffverbrauch verursacht ist und nicht etwa durch Retention von Spirometerluft im Brustkorb, der Thoraxraum hat sich immer mit derselben Atemtiefe in das Spirometer entleert. Der Abfall der Atemkurve entspricht der Volumsdifferenz im Spirometer zwischen dem Inhalt vor der ersten Inspiration und nach der letzten Exspiration. Diese Volumsdifferenz kommt auf der geschriebenen Kurve als Höhendifferenz zum Ausdruck. Die Ausmessung der Höhendifferenz mit einem geaichten Maßstab ergibt die Kubikzentimeter oder Liter verbrauchten Sauerstoffs, welche während der durch die Markieruhr bekannte Zeitspanne vom Organismus aufgenommen wurden. Durch Multiplikation mit den beiden Faktoren $\frac{273}{273 + t^0}$ und $\frac{h\,mm}{760}$ reduziert man die Volumszahlen von der aktuellen Temperatur t^0 und dem tatsächlich abgelesenen Barometerdruck h mm auf das Volumen von 0^0 und 760 mm. Der für 24 Stunden errechnete Gesamtsauerstoffverbrauch in Litern ergibt durch Multiplikation mit dem Kalorienfaktor, der bei Anwendung der angegebenen Vorkost (siehe S. 83) mit 4,9 angenommen werden kann, die Wärmeproduktion in 24 Stunden.

[1]) Natronkalk, grob granuliert, vor dem Einfüllen mit Wasser zu befeuchten.

Der Respirationsapparat von Benedict

Eine prinzipiell gleiche Konstruktion weist der sogenannte transportable Respirationsapparat von Benedict auf. Der Apparat gestattet die gleichzeitige Messung von Sauerstoffverbrauch, Kohlensäureabgabe und des von der Lunge verdunsteten Wassers. Der Apparat besteht aus einer Zentrifugalpumpe (Haartrockner-Föhn), welche die Luft mit Verwendung eines Mundstückes aus dem Munde aussaugt. Sodann preßt sie die Luft, welche Wasserdampf und Kohlendioxyd enthält, zuerst durch eine Glasflasche mit Schwefelsäure (oder mit Chlorkalziumbröckeln) hindurch, wo der Wasserdampf zurückgehalten wird. Die wasserfreie Luft kommt darauf in eine Flasche mit Natronkalkstücken, um das Kohlendioxyd zu entfernen. Schließlich folgt noch eine dritte Säureflasche, um den Wasserdampf zu absorbieren, der sich beim Durchgang durch den etwas feuchten Natronkalk der Trockenluft beigemengt hat. Die Gewichtszunahme der Natronkalkflasche ergibt das Gewicht des absorbierten Kohlendioxyds. Die ganze Apparatur ist mit einem Spirometer von einigen Litern Inhalt verbunden. Die Volumsverminderung im Spirometer stellt den Sauerstoffverbrauch dar. Gummirohre und Ventile haben dieselbe Anordnung wie beim Kroghschen Spirometer.

Das Differenzspirometer von Helmreich und Wagner

Zur indirekten Bestimmung der Kohlensäureausscheidung wurde in Analogie zum Kroghschen Apparat ein Spirometer angegeben, welches den Vorteil bietet, die CO_2-Ausscheidung aus dem Verlauf einer Atmungskurve ablesen zu lassen. Da dabei jeder Atemzug aufgezeichnet wird, so läßt sich mit einem Blick beurteilen, ob die Atmung normal war, was für CO_2-Bestimmungen von fundamentaler Wichtigkeit ist.

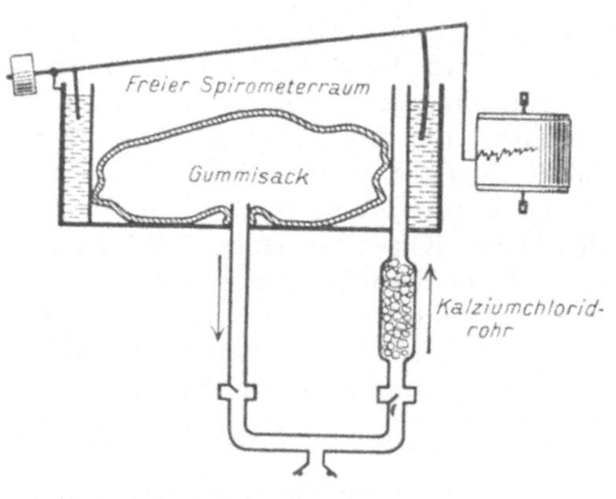

Abb. 21. Das Differenzspirometer von Helmreich und Wagner

Das Differenzspirometer beruht auf einem ähnlichen Prinzip wie das Kroghsche Spirometer, nur mit dem einen Unterschiede, daß die Kohlensäure der Exspirationsluft nicht absorbiert wird, sondern an Stelle des verbrauchten Sauerstoffs unter den Deckel gelangt, so daß das Gasvolumen in dem Blechgefäß (bzw. die Stellung des Deckels) nach jeder Exspiration die Differenz zwischen verbrauchtem Sauerstoff und produzierter Kohlensäure angibt. Um die Einatmungsluft nicht mit der exhalierten Kohlensäure zu verunreinigen, müssen In- und

Exspirationsluft im Spirometer getrennt gehalten werden, was dadurch bewerkstelligt wird, daß sich in der Blechschachtel ein großer Gummisack befindet, der mit der für die Inspiration bestimmten Luft gefüllt wird. Die Exspirationsluft gelangt außerhalb dieses Sackes in denselben Spirometerraum. In die Rückleitung der Exspirationsluft ist ein Chlorkalziumrohr eingeschaltet, um den Wasserdampf der Exspirationsluft zu absorbieren. Aus dem Verlauf der Atmungskurve läßt sich leicht die Kohlensäureproduktion errechnen. Ist ebensoviel CO_2 produziert worden, als Sauerstoff verbraucht wurde, so hat der Spirometerdeckel nach jeder Exspiration seine Ausgangsstellung wieder erreicht, die Kurve verläuft vollkommen horizontal, der respiratorische Quotient ist 1. War die CO_2-Produktion geringer als der Sauerstoffverbrauch, so sinkt die Kurve ab. Subtrahiert man diesen Abfall (pro Minute) von dem vorher mit dem Kroghschen Spirometer bestimmten O_2-Verbrauch pro Minute, so weiß man die Menge der produzierten Kohlensäure. Der respiratorische Quotient $\left(\frac{CO_2}{O_2}\right)$ ist in diesem Falle kleiner als 1. War die CO_2-Produktion größer als der O_2-Verbrauch, so steigt die Kurve naturgemäß an, und man addiert den Anstieg zur Ziffer des O_2-Verbrauches, um die Kohlensäureproduktion zu erhalten. Der respiratorische Quotient ist dann dementsprechend größer als 1.

VII. Die Verwendung der Kraftwechseluntersuchung bei der Beurteilung pathologischer Zustände

Im einzelnen Krankheitsfall können bei Berücksichtigung aller übrigen klinischen Merkmale oft gerade durch das Verhalten des Kraftwechsels Richtlinien für Diagnose und Therapie gefunden werden. Es kann aber nicht genug davor gewarnt werden, aus einzelnen Kraftwechseluntersuchungen voreilige Schlüsse zu ziehen. Die Verwendung des respiratorischen Stoffwechsels bezieht sich bis jetzt fast ausschließlich auf die Bestimmung des Grundumsatzes und gegebenenfalls auf die Ermittlung der spezifisch dynamischen Wirkung der Nahrung. Es sind aber noch eine Reihe anderer Möglichkeiten ins Auge zu fassen; so z. B. könnte das Studium des Energieumsatzes bei einer dosierten Arbeitsleistung Einblick in die individuelle Konstitution gewähren. Es ließen sich überhaupt mannigfaltige Methoden von Funktionsprüfungen ausarbeiten, durch welche persönliche Eigentümlichkeiten bei der Bewältigung bestimmter Aufgaben erkannt werden könnten. Schließlich ist nicht zu vergessen, daß die Bestimmung des respiratorischen Stoffwechsels zugleich eine Methode der Spirometrie ist, und daß die Untersuchung von Atemvolumen, Atemfrequenz und Minutenvolumen ähnlich wichtige Aufschlüsse zu geben vermag wie etwa die Beurteilung des Pulses.

Die physiologischen Variationen des Grundumsatzes sind in ihren Feinheiten noch nicht so weit erforscht, daß auch geringgradige Schwankungen in der Stoffwechselgröße entsprechend gewürdigt und verwertet werden können. Auch die Frage der Konstanz des Grundumsatzes (gleiche Intensität der Verbrennungen zu verschiedenen Zeiten bei gleichen inneren und äußeren Versuchsbedingungen) ist noch nicht endgültig entschieden. Aus dem gleichen Grunde der weiten Variationsbreiten können die konstitutionellen Unterschiede in der Stoffwechselintensität (Astheniker—Pykniker) nicht gesondert werden. Der Grundumsatz läßt nur die stärkeren Beeinflussungen erkennen, wie sie z. B. von seiten der Inkretdrüsen auf den Stoffwechsel einwirken. Alle Vorgänge, welche mit quantitativen Abweichungen in der Hormonbildung insbesondere der Schilddrüse einhergehen, werden in der Höhe des Grundumsatzes zum Ausdruck kommen. Über diese Verhältnisse wird weiter unten berichtet werden. Außer den hormonalen Störungen gibt es aber noch eine Reihe anderer Faktoren, welche den Kraftwechsel in seiner Stärke ausgiebiger beeinflussen können. Ein solcher Faktor ist die fieberhafte Temperatursteigerung. Während höherer Fiebergrade ist der Grundumsatz um ungefähr 20 bis 40% erhöht. Wie im ersten Abschnitt des Buches erwähnt wurde (siehe S. 5), glaubt du Bois die Stoffwechselsteigerung während fieberhafter Krankheiten in vielen Fällen lediglich auf Kosten der Umsatzerhöhung durch die Temperatursteigerung allein erklären zu können. Dies mag für viele Fälle zutreffen. Anderseits aber gibt es Stoffe, deren Zufuhr ohne wesentliche Temperatursteigerung Grundumsatzerhöhung hervorruft. Solche Stoffe sind manche Bakterienabbauprodukte. Für eine Stoffwechselsteigerung durch die Infektion als solche sprechen die Untersuchungen Grafes bei fieberlosen schweren Tuberkulosen und die Beobachtungen Gesslers bei afebriler Sepsis lenta, welche beide Stoffwechselsteigerungen ohne wesentliche Temperaturerhöhung fanden. In gleicher Weise sind wohl auch die Stoffwechselsteigerungen zu deuten, welche als erstes Zeichen einer stattgehabten Infektion noch vor der fieberhaften Temperatursteigerung auftreten. Daß in solchen Fällen trotz gesteigerter Wärmebildung die Körpertemperatur normal bleibt, ist vielleicht damit zu erklären, daß die physikalische Wärmeregulation anfänglich oder zeitweise noch ungeschädigt funktioniert. Erst die fieberhafte Temperatursteigerung zeigt das Versagen der physikalischen Wärmeregulierung an.

Ob und wieweit Reizungen des vegetativen Nervensystems die Höhe des Grundumsatzes beeinflussen, ist noch nicht ganz ausgemacht. Auf dem Umweg über die Inkretdrüsen sind experimentell deutliche Wirkungen hervorgerufen worden. Adrenalinzufuhr von außen oder Adrenalinausschüttung durch Sympathikuserregung kann den Grundumsatz erheblich steigern. Das Adrenalin scheint peripher anzugreifen. An die Reizwirkung des Thyreoidins für den Sympathikus sei an dieser Stelle noch einmal erinnert. Auch parasympathisch angreifende Gifte (z. B. Atropin, Pilokarpin) zeigten im Tierversuch (Abelin) Stoffwechselwirkungen, welche aber bei der Untersuchung am Menschen nicht bestätigt werden konnten. Für die Beziehung des vegetativen Nervensystems zum Lebensalter gilt im allgemeinen der Satz, daß beim jugendlichen Organismus häufiger im parasympathischen Nervensystem Erregungszustände auftreten, während sich im Alter mehr sympathikotonische Zustände geltend machen (Glaser). Dresel weist darauf hin, daß man selten ein ausgesprochen sympathikotonisches Kind, selten auch einen vagotonischen Greis finde. Ausgesprochen einseitige Tonuslagen im vegetativen System scheinen immer mit Veränderungen in der normalen Blutdrüsenformel vergesellschaftet zu sein, und der prävalierende Blutdrüseneinfluß ist auch in erster Linie für die veränderte Stoffwechsellage verantwortlich zu machen. Wenn auch der Hyperthyreoidismus als Sympathikusneurose bezeichnet wird, so liegt die Ursache der Stoffwechselsteigerung hier doch in der Überfunktion der Schilddrüse. Die physiologische Vagotonie des Kindesalters dürfte sich teilweise mit dem relativen Zurücktreten der Schilddrüse im kindlichen Stoffwechsel erklären (siehe S. 33).

Daß die Verhältnisse des physikalisch-chemischen Milieus die Höhe des Grundumsatzes beeinflussen, ist durch Tierversuche und auch durch

Untersuchungen am Menschen vielfach erwiesen worden. Säurezufuhr, welche die Wasserstoffionenkonzentration des Blutes erhöht und das Reservealkali vermindert, setzt den Sauerstoffverbrauch herab. Alkalizufuhr, welche zur Verminderung der Wasserstoffionenkonzentration des Blutes und zur Vermehrung des Reservealkali führt, erhöht den Sauerstoffverbrauch. Das Verhalten des Blutzuckers ist nicht ganz parallellaufend (Ito). Auch Lichtwirkungen können als Stoffwechselreize in Betracht kommen. Ultraviolettstrahlung auf die Haut (wie sie z. B. bei der Rachitisheilung wirksam ist) steigert nach einigen Autoren den Grundumsatz, während Fries bei fünf Kindern keinen Einfluß sah. Der Wirkungsmechanismus dieses Reizes ist noch ungeklärt.

Aus diesen Beispielen ist ersichtlich, wie mannigfaltig und komplex die Ursachen einer Stoffwechselsteigerung sein können; bei der klinischen Bewertung ist jedenfalls strenge Kritik nötig.

Auch die Beurteilung der spezifisch dynamischen Wirkung setzt die Berücksichtigung einer Reihe von Faktoren voraus. Wie im ersten Teil auseinandergesetzt wurde, hängt das Ausmaß der spezifisch dynamischen Wirkung eines Nahrungsstoffes weitgehend von den Reserven des Körpers an diesem Material ab. Sind die Reserven groß, so kommt es zur vermehrten Verbrennung des eben zugeführten Nahrungsstoffes, hat der Organismus gute Ansatzmöglichkeiten, so kommt es zur Speicherung. Kinder, das heißt wachsende Organismen, Schwangere, Genesende, Unterernährte zeigen meist eine geringe spezifisch dynamische Wirkung. Der respiratorische Quotient im Nüchternzustand gibt ein gutes Bild über die Füllung der Speicher, besonders von Glykogen; solange der Organismus über Glykogen verfügt, greift er die Fettspeicher nicht an. Erst bei längerem Hunger wird das Fett mobilisiert. So ist denn auch der Nüchtern-respiratorische-Quotient eines wohlgenährten Menschen gegen 0,90 zu gelegen, während im Hunger der tiefe respiratorische Quotient (gegen 0,70) die Verbrennung von Fett anzeigt. Bei längerem Hunger steigt der respiratorische Quotient wieder an, was auf die Einschmelzung von Eiweiß zurückzuführen ist. Daß sich bei einseitiger Kost die Verbrennungen vorzugsweise auf den vorherrschenden Nahrungsstoff einstellen, ist mehrfach beobachtet worden. Diese einseitige Einstellung der Verbrennungen benötigt einige Tage und sie betrifft nicht nur die Zeit im Anschluß an die Nahrungszufuhr, sondern auch die Nüchternverbrennungen.

Das Fieber als solches scheint die spezifisch dynamische Wirkung nicht zu verändern, wenigstens nicht kurzdauerndes Fieber. Eigene Versuche sprechen ziemlich eindeutig in diesem Sinne. Wir haben bei gesunden Kindern die spezifisch dynamische Wirkung einer bestimmten Milchmenge (⅓ l) in mehreren Versuchen nach unserer Methode (siehe S. 58) ermittelt. Darauf wurden diese Kinder der Erstvakzination unterzogen; während des Vakzinationsfiebers wurde neuerdings an verschiedenen Tagen die spezifisch dynamische Wirkung der gleichen Milchmenge bestimmt. Die Werte während der fieberfreien und der fieberhaften Periode stimmten ziemlich enge überein (siehe Tabelle 18).

Tabelle 18

Mira H., $7^{10}/_{12}$ Jahre, Gewicht 22,2 kg, Länge 124 cm, Sitzhöhe 67 cm

	28. X.	29. X.	31. X.	2. XI.	5. XI.	6. XI.	9. XI.	13. XI.
		Impfung	Mattigkeit	Pustel 4×8		Pustel 8×12	Pustel 15×15	
Temperatur	36,5	36,6	36,5	36,3	39,1	37,3 später 36,5	35,6	36,4
Grundumsatz, O_2-Verbrauch pro Minute in cm^3	164	163	183	180	—	181	163	159
Spezifisch dynamische Wirkung (von $^1/_3$ l Milch) in Kalorien	6,6	—	—	6,1	—	6,5	—	—
Respiratorischer Quotient	0,87	—	0,93	—	—	—	—	—

Veränderungen in der Funktion der Inkretdrüsen haben oft, vermutlich durch Beeinflussung des Gesamtstoffwechsels, Einfluß auf das Ausmaß der spezifisch dynamischen Wirkung. Wir konnten in eigenen Versuchen an älteren hyperthyreotischen Kindern und Halbwüchsigen öfters starke Herabsetzungen, selbst Aufhebung der spezifisch dynamischen Wirkung beobachten. In wochenlangen Serienuntersuchungen konnten neben allmählicher Änderung des Grundumsatzes auch Änderungen im Ausmaß der spezifisch dynamischen Nahrungswirkung festgestellt werden. Ein ganz einheitliches prinzipielles Verhalten konnten wir jedoch aus unseren nicht genug zahlreichen Versuchen nicht herauslesen. Die bisweilen herabgesetzte spezifisch dynamische Wirkung beim Myxödem, wie sie Nobel und Rosenblüth in einem Falle deutlich ausgeprägt fanden, möchten wir auf eine besondere Bereitschaft zur Fettbildung zurückführen; in solchen Fällen kommt es besonders nach Zuckerzufuhr zur Senkung des Sauerstoffverbrauches unter das Nüchternniveau (siehe S. 62). Über den Einfluß der Hypophyse (Vorderlappen) auf die spezifisch dynamische Wirkung wird im nächsten Abschnitt noch die Rede sein. Wir glauben, daß vielleicht Fälle mit herabgesetzter spezifisch dynamischer Wirkung, welche zugleich fettsüchtig sind, nicht durch die Ersparung der „Kosten" der spezifisch dynamischen Wirkung zu einer positiven Nahrungsbilanz kommen, sondern daß die niedrige spezifisch dynamische Wirkung solcher Menschen lediglich die besondere konstitutionell (endokrin) bedingte Bereitschaft zur Fettspeicherung und Umwandlung der Nahrungsstoffe in Fett anzeigt. Die niedrige spezifisch dynamische Wirkung ist bloß ein Zeichen der Fettavidität und nicht die Ursache der vermehrten Fettbildung. Freilich allen Arten von Fettsucht wird man mit dieser Erklärung nicht gerecht werden.

Wie wichtig das Studium von Arbeitsvorgängen für die klinische Beurteilung der körperlichen Leistungsfähigkeit ist, konnte von Gottstein an Kindern gezeigt werden. Als Kennzeichen unzulänglich werdender Regulation bei Überschreitung des zulässigen Arbeitsmaßes fand Gottstein, daß nicht während der Arbeit, sondern erst in der Nachperiode der höchste Sauerstoffbedarf auftritt. Über die weiteren Beziehungen zwischen Leibesübungen im Kindesalter und Stoffwechsel sei auf das große Referat Noeggeraths verwiesen.

Daß auch Veränderungen in der Arbeitsökonomie bei der klinischen Beurteilung des Stoffwechsels in Betracht gezogen werden müssen, zeigen die Untersuchungen von Boothby und Sandiford über die Kosten der Muskelarbeit bei Morbus Basedowi. Diese Kranken benötigen zur Bewältigung einer Muskelleistung ungefähr die doppelte Energiemenge wie gesunde Menschen. Ob die Steigerung der Arbeitskosten lediglich durch einen verminderten Nutzeffekt oder zum Teil auch durch unzweckmäßige Mitbewegungen verursacht ist, mag dahingestellt bleiben. Jedenfalls erklären der erhöhte Grundumsatz und die gesteigerten Arbeitskosten vollständig den großen Nahrungsbedarf und Tagesumsatz des Basedowikers.

Die Beurteilung der krankhaft veränderten Schilddrüsenfunktion

Wie schon mehrfach erwähnt, dominiert der Einfluß der Schilddrüse bei allen pathologischen Veränderungen des Grundumsatzes. Manche Autoren sind geneigt, auch bei offensichtlichen Schädigungen anderer Inkretdrüsen die Veränderungen im Stoffwechsel auf einen indirekten Einfluß der Schilddrüse zurückzuführen. Wichtiger als für die Beurteilung ausgesprochener Über- oder Unterfunktionsstörungen der Thyreoidea, welche sich im klinischen Bild genug deutlich dokumentieren, ist die Gaswechseluntersuchung bei den sogenannten Formes frustes. Eppinger konnte zeigen, daß manche Fälle von Wassersucht, die klinisch als Nephrosen angesprochen wurden, einen herabgesetzten Stoffwechsel zeigten und deswegen dem Myxödem zuzurechnen sind. Thyreoideazufuhr brachte dementsprechend Entwässerung. Dagegen ergab die Gaswechseluntersuchung bei Ichthyosis normale Verhältnisse, so daß ein Zusammenhang mit Hypothyreose, der wegen der trockenen, schuppenden Haut nahelag, abgelehnt werden konnte. Auch larvierte Formen des Hyperthyreoidismus scheint es zu geben. Mannaberg fand bei arteriellem Hochdruck Grundumsatzsteigerung, welche bei Hypertonie auf nephritischer Grundlage vermißt wird.

An dieser Stelle seien einige Bemerkungen über den Kraftwechsel der mongoloiden Idiotie eingefügt. Die mongoloide Idiotie ist keine Form des Hypothyreoidismus, sondern eine erblich bedingte Art von Mißbildung oder Entwicklungshemmung (Orel). Die normale Schilddrüsenfunktion zeigt sich darin, daß Körpergewicht und Körperlänge oft dem Alter entsprechend ganz normal sind. Auch die Knochenkernentwicklung ist normal oder nur mäßig verzögert. Fleming findet denn auch bei mongoloider Idiotie einen normalen Grundumsatz, so daß sich für eine Thyreoidintherapie keine Indikation ergibt. Thyreoidinzufuhr ist therapeutisch erfolglos. Eine größere Untersuchungsreihe (20 Patienten) stammt von Talbot. Auch Talbot fand in vielen Fällen normalen Grundumsatz, eine Reihe von Mongoloiden hatte aber einen subnormalen Stoffwechsel, und zwar um so ausgesprochener, je älter das Individuum war. Talbot sah auch auf Thyreoidin temporäre physische und psychische Besserung. Ob seine Erfolge für eine Beteiligung der Schilddrüse am Krankheitsbild sprechen, die in manchen Fällen vorhanden sein mag (Mischfälle), oder ob durch Schilddrüsenzufuhr eine unspezifische Leistungssteigerung Besserungen vortäuschte, wollen wir nicht entscheiden. Im allgemeinen hat die mongoloide Idiotie sicher keine näheren Beziehungen zur Schilddrüse.

Es ist selbstverständlich, daß der Gaswechselversuch neben der qualitativen Schilddrüsenschädigung auch den Grad der Funktionsstörung aufdeckt. Unzureichende Ernährung kann beim Morbus Basedowi bisweilen einen sehr schlechten Ernährungszustand verschulden, den eine nur mäßige Stoffwechselerhöhung in der prognostischen Beurteilung Lügen strafen kann. Amerikanische Chirurgen pflegen eine Grundumsatzsteigerung um 40% als Indikation zur ausgedehnten Resektion der Schilddrüse anzusehen. In ähnlicher Weise kann aus der Gaswechselbestimmung beurteilt werden, ob das operative Ergebnis bei der (partiellen) Resektion einer hyperthyreotischen Struma genügend ist; ebenso wird es deutlich, wenn nach operativer Verkleinerung einer nicht hyperthyreotischen Struma Myxödem auftritt (Breitner, Nobel und Rosenblüth).

Die Kontrolle der Schilddrüsentherapie mit der Gaswechseluntersuchung

Die fortlaufenden Untersuchungen des Gaswechsels beim Myxödem gewährt eine gute Handhabe zur Beurteilung der Frage, ob die Thyreoidinmedikation in der richtigen Stärke durchgeführt wird. Wie weit die Steigerung des Stoffwechsels getrieben werden soll, ist noch nicht eindeutig genug festgelegt. Talbot empfiehlt den Stoffwechsel bis zum Sollwert, entsprechend dem Lebensalter ansteigen zu lassen (siehe S. 37). Überdosierungen werden in den meisten Fällen schneller am Gaswechsel als am klinischen Bild zu erkennen sein. Eine vom theoretischen Standpunkt interessante und auch leicht durchführbare Art der Dosierung von Schilddrüsenpräparaten haben Nobel und seine Mitarbeiter Freud und Kornfeld angegeben. Die Autoren haben in nun schon vierjähriger Beobachtungszeit kindlichen Myxödemen von dem gut wirksamen Thyreoidinum siccum (Sanabo) täglich eine Menge zugeführt, die zu der Pirquetschen Ernährungsfläche (Sitzhöhequadrat) in engster Beziehung steht. Ein Quantum von $\frac{1}{100{,}000}$ g für jeden Quadratzentimeter des Sitzhöhequadrates des betreffenden Kindes erwies sich als die optimale Dosis, welche die somatischen Rückstände verhältnismäßig rasch nachholen ließ. Hyperthyreotische Erscheinungen traten bei dieser Art der Dosierung nicht auf. Die volle Wirksamkeit der auf das Sitzhöhequadrat bezogenen Thyreoidinmenge zeigt die enge Verknüpfung der Schilddrüsenleistung mit dem Gesetz der energetischen Flächenregel.

Die Beurteilung der verschiedenen Formen der Fettsucht

Während zur Beurteilung der Schilddrüsenfunktion die Untersuchung des Grundumsatzes ausreichend ist, wird zur Aufklärung der Genese einer Fettsucht daneben auch das Ausmaß der spezifisch dynamischen Wirkung ins Kalkül gezogen. Die wichtigsten Formen der Fettsucht sind die hypothyreotische, die hypopituitäre, die hypogenitale und die Mast- oder Faulheitsfettsucht. Ob es daneben noch eine echte Lipophilie, das heißt eine rein zelluläre bzw. am Gewebe lokal fixierte, nicht inkretorisch bedingte Anlage zur Fettanreicherung gibt, muß noch dahingestellt bleiben. Die Untersuchung des Kraftwechsels kann in manchen Fällen zur Differenzierung der einzelnen Fettsuchtsformen mit Nutzen herangezogen werden. Doch wird man beim Kind auch die körperliche Entwicklung und die Genitalreifung in Betracht ziehen müssen. Im Prinzip wird man sich bei der Trennung der einzelnen Formen von folgenden Gesichtspunkten leiten lassen: Die Fettsucht durch Schilddrüsenunterfunktion wird sich in erster Linie durch einen niedrigen Grundumsatz dokumentieren. In den stärkeren Graden ist auch eine gewisse Zurückgebliebenheit der körperlichen Entwicklung nicht zu vermissen. Die spezifisch dynamische Wirkung ist aber meist von normalem Ausmaß. Eine Schwierigkeit bei der energetischen Beurteilung jeglichen fettsüchtigen Individuums ist die Auswahl entsprechender normaler Vergleichsobjekte. Fehlerhaft wird immer der Vergleich mit gleich schweren Individuen sein, da beim Fettsüchtigen die Relation Protoplasma: Fett nicht dieselbe wie beim stoffwechselgesunden Organismus ist. Bei zurückgebliebener Entwicklung ist auch der Vergleich mit gleich alten Gesunden unstatthaft. Am sinnvollsten ist die Gegenüberstellung gleich langer gesunder Individuen von ähnlicher figuraler Konstitution, wobei sich die Sitzhöhe als Vergleichsbasis am besten eignet.

Für die Fettsucht durch Störung der Hypophysenfunktion wird als Kriterium ein normaler Grundumsatz und eine herabgesetzte spezifisch dynamische Wirkung angeführt. Plaut nimmt an, daß es sich bei der Dystrophia adiposogenitalis vorwiegend um eine Störung des Hypophysenvorderlappens handle. Die bei dieser Erkrankung gefundene Einschränkung der spezifisch dynamischen Wirkung sei durch eine Abweichung der Hypophysenvorderlappenfunktion von der Norm bedingt. Plaut hat die Hypothese aufgestellt, daß die spezifisch dynamische Wirkung unter dem regulierenden Einfluß der Hypothese stehe, und daß Einschränkungen in der spezifisch dynamischen Wirkung nur bei Störungen des Hypophysenvorderlappens zu finden wären. Wieweit diese Hypothese zu Recht besteht, dies zu entscheiden, bedarf noch eingehender Beobachtungen. Wir möchten wegen der vielfältigen Wurzeln der spezifisch dynamischen Wirkung glauben, daß eine Herabsetzung der alimentären Kraftwechselsteigerung bei fettsüchtigen Menschen auch noch durch andere Ursachen als durch eine Hypophysenschädigung bedingt sein kann. Ob Fettsucht durch Schädigung der Großhirnbasis (Zwischenhirn), z. B. durch Lues, ebenfalls mit Herabsetzung der spezifisch dynamischen Wirkung verbunden ist, wurde noch nicht eindeutig klargestellt.

Fettsucht durch Hypogenitalismus wird an den gleichzeitigen Störungen in der Genitalsphäre kenntlich sein. Es wurde dabei sowohl normaler als auch herabgesetzter Grundumsatz beobachtet. Die spezifisch dynamische Wirkung scheint aber normal zu sein.

Für die reine Mast- und Faulheitsfettsucht ist ein normaler Grundumsatz und ein normales Ausmaß der alimentären Kraftwechselsteigerung zu erwarten. Häufig wird der Stoffwechsel durch die Luxusverbrennung etwas erhöhte Werte zeigen, was sich sowohl im Grundumsatz als auch in der Stoffwechselsteigerung nach der Nahrungszufuhr kundtun wird.

Wenngleich schon einige Kenntnisse über das Problem der Fettsucht gewonnen wurden, so ist doch die ganze Angelegenheit noch voll von ungelösten Unklarheiten.

Blutkrankheiten und Kraftwechsel

Zum Schlusse sei noch darauf hingewiesen, daß eingreifendere Erkrankungen des hämatopoëtischen Systems mit Störungen sowohl des weißen als auch des roten Blutbildes mit einer Steigerung des Grundumsatzes einhergehen, und daß die Intensität dieser Stoffwechselerhöhung einen gewissen Rückschluß auf die Schwere der Erkrankung zuläßt.

Eine solche Stoffwechselsteigerung findet sich bei allen Formen der Leukämie, sowohl der myeloischen als auch der lymphatischen Gruppe. Je zahlreicher und unreifer die weißen Blutzellen im strömenden Blute auftreten, um so höher wird die Stoffwechselsteigerung sein. Diese Beobachtung wurde nicht nur bei in-vitro-Versuchen gemacht, sondern bestätigt sich auch bei der Gaswechseluntersuchung des leukämischen Patienten. Die Stoffwechselsteigerungen sind meist recht beträchtlich. Dieselbe Kraftwechselerhöhung findet sich bei der perniziösen Anämie und geht auch hier mit der Zahl der kernhaltigen Erythrozyten einigermaßen parallel. Aber auch bei pathologischer Vermehrung der kernlosen roten Blutkörperchen (Polyzythämie) wurden Stoffwechselsteigerungen gefunden.

Obwohl das Ergebnis einer Kraftwechseluntersuchung in Zahlen ausgedrückt wird, so ist doch dieses Resultat keineswegs aus „exakten" Messungen abgeleitet worden. Der Patient, das Untersuchungsobjekt, birgt eine Reihe von in ihrer Größe variablen Faktoren, und auch die Beurteilung und Ausmessung einer Atmungskurve läßt der Subjektivität genug Spielraum. Kleine Unterschiede im Untersuchungsergebnis sind daher nicht zu verwerten, biologische Geschehnisse lassen sich nicht in Dezimalzahlen ausdrücken. Auch Benedict betont immer wieder die große Schwankungsbreite normaler Werte trotz sorgfältigster Untersuchungstechnik (siehe S. 55). Bei der klinischen Beurteilung eines Falles werden nur gröbere Abweichungen zu berücksichtigen sein, und sie sollen womöglich immer im Zusammenhang mit allen anderen klinischen Krankheitsmanifestationen bewertet werden.

Die erste Ära der Kraftwechselforschung ist so ziemlich abgeschlossen, die wichtigsten physiologischen und pathologischen Abweichungen der normalen Grundumsatzverhältnisse sind aufgedeckt, und auch die hauptsächlichsten energieverbrauchenden Lebensprozesse, welche neben dem Grundsatz die Bedürfnisse des gesamten Tagesverbrauches bestimmen, sind in groben Zügen einigermaßen bekannt. Auf diesem Gebiet werden durch Detailarbeit mehr minder große Lücken in unserem bisherigen Wissen auszufüllen sein.

Im Vordergrund des Interesses steht seit einiger Zeit das Problem der spezifisch dynamischen Wirkung, über das noch große Unklarheit herrscht. Die Schwankungen der normalen dynamischen Nahrungswirkung und ihre krankhaften Veränderungen werden erst durch eingehende Forschungen aufzuklären sein.

Aussichtsreich für die Erkennung konstitutioneller Eigentümlichkeiten scheint die Ausarbeitung von Funktionsprüfungen zu sein. Die Konstitution kann nur durch die Funktion erkannt werden. Und die Methode der Kraftwechseluntersuchung gibt genug objektive Anhaltspunkte, die individuelle besondere Art, mit der eine genau vorgeschriebene Leistung bewältigt wird, erkennen zu lassen.

Rechenbeispiele und differentialdiagnostische Erwägungen an konkreten Fällen

Im folgenden bringen wir einige Beispiele aus unseren klinischen Gaswechseluntersuchungen und werden dabei Gelegenheit finden, die Art der Berechnung und die differentialdiagnostischen Erwägungen auseinanderzusetzen. Wir haben mit Absicht nicht ganz eindeutige Verhältnisse ausgewählt, um auf die Vielheit der notwendigen Überlegungen hinweisen zu können.

Als erstes Beispiel besprechen wir einen Fall von

Hypothyreoidismus (Myxödem)

und zeigen zugleich die energetische Wirkung einer erfolgreichen Schilddrüsenbehandlung.

Maria L. W. — Die Anamnese ergibt verzögerte Entwicklung: Die ersten Zähne traten im zweiten Lebensjahr auf, das Sprechen wurde mit zwei Jahren begonnen, das Gehen mit drei Jahren erlernt. Im dritten Lebensjahr kam der Mutter zum Bewußtsein, daß das Kind nicht normal sei. Seitdem sehr unvollständige und oft lange Jahre aussetzende Thyreoidinbehandlung. Seit Februar 1924 in Beobachtung der Kinderklinik. Das Kind zeigte damals im Alter von dreizehn Jahren eine Standhöhe von 104 cm, entsprechend einem Normalkind von fünfundeinviertel Jahren (die Sitzhöhe war 61 cm), und ein Gewicht von 23,5 kg, entsprechend einem siebenunddreiviertel Jahre alten Mädchen; dazu alle Zeichen eines typischen Myxödems: gedrungener, plumper Körperbau mit kurzem Hals und niedriger Stirn; charakteristische Veränderungen der Haut, Fettwülste an den Wangen, über den Schlüsselbeingruben und an der Brust, wulstige Lippen, außerdem dicke, große Zunge. Schlaffe Muskulatur, Rektusdiastase. Zähne schadhaft. Genitale unentwickelt. Schilddrüse nicht tastbar. Die Hände sind plump mit kurzen, überstreckbaren Fingern. Das Röntgenbild zeigt einen Entwicklungsgrad der Handwurzelknochenkerne, welcher ungefähr dem sechsten bis siebenten Lebensjahr entspricht. Die Diagnose Myxödem war aus diesen Symptomen leicht zu stellen. Die Gaswechseluntersuchung wurde angestellt, um objektive Anhaltspunkte zu gewinnen, nach denen der Grad der Schilddrüsenunterfunktion festgestellt und der Einfluß der spezifischen Behandlung verfolgt werden konnte.

Nach mehreren Vorversuchen zur Einübung wurde der Grundumsatz mit dem Kroghschen Spirometer in je zwei Parallelversuchen nüchtern bestimmt. Am 26. Februar ergaben sich pro Minute 102 bzw. 98 cm³ Sauerstoffverbrauch, am 28. Februar 101 bzw. 99 cm³ und am 1. März 97 bzw. 100 cm³. Wir sehen, daß eine genügend gute Übereinstimmung der Werte besteht, und wir können das Ergebnis der letzten zwei Parallelbestimmungen als den Grundumsatzwert des Myxödems betrachten. Wenn wir aus dem Mittelwert dieser beiden Sauerstoffbestimmungen (98,5 cm³) den Grundumsatz für 24 Stunden berechnen wollen, müssen wir folgende Rechnungen anstellen:

98,5 cm³ ist der Sauerstoffverbrauch pro Minute bei der an dem Tage im Laboratorium gemessenen Zimmertemperatur von 21⁰ und dem Barometerstand von 748,3 mm Hg. Zur Reduktion auf 0⁰ und 760 mm müssen wir das Gasvolumen mit den beiden Faktoren $\frac{273}{273 + 21}$ und $\frac{748,3}{760}$ multiplizieren. Das in dieser Weise reduzierte Gasvolumen ist 90 cm³. Durch Multiplikation mit 60×24 erhält man den Grund-Sauerstoffverbrauch für den ganzen Tag. Diese 129,6 l Sauerstoff ergeben bei Multiplikation mit dem kalorischen Äquivalent von 4,9 als basalen Kalorienverbrauch für 24 Stunden 637 Kalorien.

Wenn man diesen Grundumsatz des Myxödems dem Grundumsatz normaler Kinder gegenüberstellen will, so kommen als Vergleichsobjekte Kinder in Betracht, die entweder gleich schwer sind oder eine gleiche Körperlänge oder aber eine gleiche Rumpflänge (Sitzhöhe) aufweisen. Es kämen auch Kinder gleichen Alters in Betracht, wenngleich deren Zellmasse viel größer ist als die des körperlich stark zurückgebliebenen Myxödems. Beim Vergleich nach dem Gewichte muß man bedenken, daß das myxödematöse Gewebe des Hypothyreotikers energetisch nicht gleichwertig sein kann dem gesunden Gewebe eines normalen Organismus. Bei einer solchen Gegenüberstellung wird nicht nur die verminderte Intensität des Stoffwechsels, sondern auch der größere Wasserreichtum des Myxödems bedeutungsvoll sein. Der Unterschied zwischen dem Stoffwechsel eines Myxödems und dem eines gleich schweren gesunden Individuums ist daher sehr beträchtlich: Während unser Myxödem einen basalen Tagesverbrauch von 637 Kalorien hat, hat das normale Kind einen solchen von 865 Kalorien, was für das Myxödem ein Minus von 26% bedeutet. Besser ist der Vergleich mit der Körperlänge. Ein gleich langes normales Kind hat eine Wärmeproduktion von 711 Kalorien. Der Unterschied ist ungefähr 12%. Es ist aber zu bedenken, daß das Myxödem andere Proportionen zeigt als ein normales Kind gleicher Größe; der Rumpf bzw. die Sitzhöhe macht beim myxödematösen einen größeren Teil der Gesamtlänge aus als beim normal entwickelten Individuum gleicher Körperlänge. Da namentlich beim Kind die Hauptmasse des Gewebes den Rumpf zusammensetzt und die Beine in ihrer Masse zurücktreten, so ist es richtiger, nach dem Vorgehen von Pirquet bei energetischen Betrachtungen den variablen Faktor der Beinlänge zu eliminieren und den Stoffwechsel auf die Stammlänge (Sitzhöhe) zu beziehen.

Nobel hat bei der Beurteilung myxödematöser Kinder deren Sitzhöhequadrat zur Grundlage des Sollstoffwechsels herangezogen. Er hat bei der Untersuchung gesunder Kontrollkinder sowie bei den Umrechnungen der Talbotschen Normalwerte auf das Sitzhöhequadrat gefunden, daß der Grundumsatz zu dieser Fläche in enger Beziehung steht. Als

Normalzahlen nimmt Nobel für Kinder unter sechs Jahren einen Energieverbrauch von 0,35 Nem (= 0,23 Kalorien), bei Kindern über sechs Jahren von 0,3 Nem (= 0,2 Kalorien) für jeden Quadratzentimeter des Sitzhöhequadrates an.

Ein Kind von gleicher Sitzhöhe wie unser Myxödem hat einen basalen Tagesverbrauch von 745 Kalorien. Der Unterschied beträgt 15%. Beim Vergleiche nach den Längenmaßen fällt auf, wie verhältnismäßig gering die Herabsetzung des Stoffwechsels beim Hypothyreotiker eigentlich ist. Das beim Myxödematösen vorhandene Gewebe hat oft eine nur mäßig herabgesetzte Stoffwechselintensität; dies ist nicht verwunderlich, da die fundamentalen Lebensäußerungen, z. B. die Körpertemperatur, ebenfalls nur verhältnismäßig wenig eingeschränkt sind. Die verminderte Schilddrüseneinwirkung zeigt sich weniger im Stoffwechsel des vorhandenen Gewebes als in der Zurückgebliebenheit der Entwicklung. Diesen durch die Schilddrüsenschädigung verschuldeten Ausfall in der Entwicklung erfaßt man am besten beim Vergleich mit der Stoffwechselgröße gleichalter Individuen. Ein normales dreizehnjähriges Mädchen soll einen Stoffwechsel von ungefähr 1125 Kalorien haben. Der Rückstand beträgt also bei unserem Myxödem ungefähr 43% (anders ausgedrückt, das normale gleichalte Kind hat einen um 80% höheren Stoffwechsel).

Es wurde nach der von Nobel angegebenen Dosierung eine Thyreoidinmenge von 37 mg täglich zugeführt, was ungefähr $\frac{1}{100000}$ g für jeden Quadratzentimeter der Ernährungsfläche bedeutet (= 10 μg sq) (siehe S. 93). Diese Dosierung wurde durch ungefähr zwei Monate durchgeführt, wobei der Grundumsatz allmählich auf 1150 Kalorien, also um 80% anstieg. Bei dieser Thyreoidinzufuhr besserten sich die klinischen Erscheinungen des Myxödems. Die Haut verlor ihre pastöse Beschaffenheit, was sich auch in einer Gewichtsabnahme von 2½ kg dokumentierte, die Pulsfrequenz stieg von 80 Schlägen in der Minute immer mehr an bis schließlich gegen 130. Da zugleich gegen Ende dieser Behandlungsperiode leichte hyperthyreotische Erscheinungen (Unruhe, Temperatursteigerung) eintraten, und ein weiteres Ansteigen des Grundumsatzes überdies zur Vorsicht mahnte, wurde für zwei Wochen die Thyreoidinzufuhr sistiert. Bei einer Dosierung, welche so reichlich ist, daß die Talbotsche Forderung befolgt wird, bewegt man sich an der Schwelle des Hyperthyreoidismus. Der Hyperthyreoidismus wäre in unserem Falle nicht eingetreten, wenn das Kind die für den Stoffwechsel notwendige Nahrungsmenge erhalten hätte. Die Dosierung von Nobel hat zur Voraussetzung, daß eine optimale Nahrungszufuhr den intensiven Verbrennungen die Wage hält. Als nach der vierzehntägigen Pause dieselbe Thyreoidinmenge zugeführt wurde, nunmehr aber unter entsprechend reichlicher Nahrungsaufnahme, traten hyperthyreotische Erscheinungen nicht wieder auf, und gleichzeitig war der Grundumsatz etwas niedriger geworden; er hielt sich bei 920 Kalorien.

Die von Nobel angegebene Art der Thyreoidindosierung hat sich in nunmehr vierjähriger Anwendung als voll wirksam und leicht durchführbar erwiesen.

(Der hier mitgeteilte Fall entstammt nicht eigener Beobachtung, sondern ist aus der großen Untersuchungsreihe kindlicher Myxödeme entnommen, welche Nobel aus der Wiener Kinderklinik mitgeteilt hat.)

Die Gaswechseluntersuchung bei Verdacht auf hypophysäre Fettsucht

Karoline G., 13 Jahre alt, Gewicht 59 kg (13 kg über Normalgewicht). — Seit dem siebenten Lebensjahre lungenkrank. Im Laufe der nunmehr vierjährigen klinischen Beobachtung wurden tuberkulöse Infiltrationen in beiden Oberlappen festgestellt, welche wenig Heilungstendenz erkennen ließen. Das Kind, das bei der Aufnahme einen schlechten Ernährungszustand bot, hat in der Klinik bei reichlicher Ernährung trotz des verhältnismäßig schweren Lungenbefundes dauernd Fett angesetzt. Die Untersuchung des respiratorischen Stoffwechsels ergab in der späteren Beobachtungszeit immer Werte an der oberen Grenze der Norm, was wir anfänglich als Luxuskonsum bzw. Plethopyrose deuteten. Ein Teil der Stoffwechselsteigerung mußte auch auf Kosten der Tuberkuloseinfektion gesetzt werden, welche ja als solche ohne Fieber mäßige Erhöhung des Sauerstoffverbrauchs bedingen kann. Die alleinige Bestimmung des Grundumsatzes konnte uns über den Stoffwechsel des Kindes keine genügende Aufklärung bringen.

Wir zogen deshalb auch die Untersuchung der spezifisch dynamischen Wirkung heran, um über die Verwendung der zugeführten Nahrung ein Bild zu gewinnen.

Wir haben die Bestimmung der spezifisch dynamischen Wirkung in der auf S. 58 beschriebenen Weise durchgeführt. Zuerst wurde in zwei Parallelversuchen der Grundumsatz erhoben; er betrug pro Minute 264 cm^3 Sauerstoff. (Da es sich um Vergleichswerte in Serienuntersuchungen unter denselben Vorbedingungen handelt, so wurde die Reduktion auf 0^0 und 760 mm Hg nur einmal, und zwar am Endresultat vorgenommen.) Hierauf wurde eine Menge von ⅓ l Milch dem Kind zu trinken gegeben und nun in kurzfristigen Intervallen die Stoffwechselsteigerung nach der Nahrungsaufnahme bestimmt.

Sauerstoffverbrauch (nüchtern) um	8^h 16′	—	264 cc
	8^h 30′	Trinken von ⅓ l Milch	
,, ,, ,,	8^h 45′	—	280 cc
,, ,, ,,	9^h	—	276 ,,
,, ,, ,,	9^h 30′	—	248 ,,
,, ,, ,,	10^h	—	250 ,,
,, ,, ,,	10^h 30′	—	264 ,,
,, ,, ,,	11^h 14′	—	270 ,,
,, ,, ,,	11^h 49′	—	274 ,,
,, ,, ,,	12^h 17′	—	260 ,,
,, ,, ,,	12^h 45′	—	266 ,,

Die Berechnung aus dem auf Grund dieser Daten gezeichneten Diagramm (siehe S. 59) ergibt einen Sauerstoffmehrverbrauch, der sich wie folgt zusammensetzt:

$$\frac{16}{2} \times 15' = 120 \text{ cm}^3$$
$$\frac{16+12}{2} \times 15' = 210 \quad ,,$$
$$\frac{12}{2} \times 14' = 84 \quad ,,$$
$$\frac{6}{2} \times 44' = 132 \quad ,,$$
$$\frac{6+10}{2} \times 35' = 280 \quad ,,$$
$$\frac{10}{2} \times 17' = 85 \quad ,,$$
$$911 \text{ cm}^3 = 4{,}46 \text{ Kalorien.}$$

Wenn wir die während der angegebenen Zeiten gefundenen Stoffwechselsteigerungen zusammenzählen, so ergibt sich, daß durch die Milchzufuhr insgesamt 911 cm³ Sauerstoff über die Bedürfnisse des Grundumsatzes hinaus verbraucht wurden. Diese Sauerstoffmenge entspricht einem Wärmewert von 4,5 Kalorien, oder mit Berücksichtigung der Reduktion von 4,1 Kalorien. Dieser Wert für die spezifisch dynamische Wirkung ist außerordentlich niedrig, da der Durchschnitt der normalen Kinder gleichen Alters bei der gleichen Milchmenge eine spezifisch dynamische Wirkung von ungefähr 16 Kalorien aufweist. Diese niedrige spezifisch dynamische Wirkung läßt die Annahme des Luxuskonsums für den hohen Grundumsatz als hinfällig erscheinen, da nach unseren Erfahrungen der Luxuskonsum sich nicht nur im Basalstoffwechsel, sondern auch in der spezifisch dynamischen Wirkung mit einer Steigerung über den normalen Wert dokumentiert. Daß die niedrige spezifisch dynamische Wirkung im Sinne der Pubertätsreaktion von Göttche zu deuten sei, möchten wir ablehnen, da die Pubertätsreaktion nur kürzere Zeit (Monate) anhält, während bei unserem Kind die Herabsetzung der spezifisch dynamischen Wirkung durch Jahre zu beobachten war. Eine solche Herabsetzung der spezifisch dynamischen Wirkung ist auch bei hochgradiger Unterernährung und in der Rekonvaleszenz nachzuweisen, doch war bei unserem Kind der Ernährungszustand bald ein sehr guter. Überdies ist bei Unterernährung auch der Grundumsatz vermindert. Kombination von Grundumsatzsteigerung mit herabgesetzter spezifisch dynamischer Wirkung kommt noch in manchen Fällen von Hyperthyreoidismus vor, der vorliegende Fall lieferte aber keinerlei Hinweis für eine solche Störung. Nach den Angaben der Kestnerschen Schule findet man eine Herabsetzung der spezifisch dynamischen Wirkung bei nicht vermindertem Grundumsatz im Falle von Hypophysenschädigungen. Wir mußten deshalb auch bei unserem Kind an die Möglichkeit eines solchen Zusammenhanges denken, um so mehr als auch die besondere Fettverteilung am Körper auf die Hypophyse hinwies. Während sonst im Kindesalter die Fettverteilung eine mehr gleichmäßige ist, schienen hier Schultern und Hüften beim Ansatz bevorzugt. Wegen des Verdachtes einer Hypophysenschädigung ließen wir eine Röntgenaufnahme der Schädelbasis anfertigen, und dabei zeigte sich eine auffallende Erweiterung der Sella. Obwohl eine Schädigung der Hypophyse in unserem Falle nicht erwiesen ist, so lassen sich doch manche klinische Symptome im Zusammenhalt mit dem Ergebnis der Gaswechseluntersuchung in diesem Sinne verwerten.

Der Stoffwechsel bei Mastfettsucht

Anna Str., 14 $^{4}/_{12}$ Jahre alt, Standhöhe 172 cm, Sitzhöhe 92 cm. — Das Kind stand wegen starker Unterernährung auf der Dachstation der Kinderklinik in Beobachtung. Es handelte sich darum, festzustellen, ob die Unterernährung lediglich durch äußere Ursachen (schlechte Lebensverhältnisse der Familie) bedingt war, oder ob besondere konstitutionelle endokrine Störungen mit im Spiele wären.

Bei der Bestimmung des Grundumsatzes fanden wir in der ersten Zeit der Beobachtung niedrig normale Werte.

Bei der Besprechung dieses Falles benützen wir die Beziehung des Kraftwechsels auf die Pirquetsche Ernährungsfläche (Sitzhöhequadrat), welche von der Stammlänge ausgeht. Dabei wird die Kalorienproduktion pro Quadratzentimeter des Sitzhöhequadrates angegeben. Als Normalwerte haben wir bei einer Reihe von gesunden Kindern eine Tageskalorienproduktion von durchschnittlich 0,23 Kalorien (= 0,35 Nem) für jeden Quadratzentimeter des betreffenden Sitzhöhequadrates gefunden. Dieser Wert gilt für das ganze Kindesalter; bei jüngeren Kindern werden in einer Reihe von Fällen etwas höhere Zahlen gefunden, bei Erwachsenen etwas niedrigere. Wenn wir nun bei unserem Kind den Grundumsatz auf sein Sitzhöhequadrat berechnen, so erhalten wir einen Energieverbrauch von 0,20 Kalorien (= 0,31 Nem) pro Quadratzentimeter des Sitzhöhequadrates. Dieser niedrige Grundumsatz ist das Gegenstück zum hohen Stoffwechsel beim Luxuskonsum, er beruht darauf, daß die Zellen wegen des geringen Angebotes von außen und wegen der geringen Vorräte sich auf einen sparsamen Haushalt eingestellt haben. Wird nun reichlich Nahrung zugeführt, so steigt in der ersten Zeit nicht so sehr der Grundumsatz an, es kommt vielmehr zu raschem Ansatz. Die gleiche Sparsamkeit, mit der der unterernährte Organismus die Nahrungsmittel verwendet, kommt auch im Ausmaß der spezifisch dynamischen Wirkung zum Ausdruck. Die Stoffwechselsteigerung nach der Nahrungsaufnahme wird in einem solchen Fall niedrige Werte zeigen. Bei unserem Kind fanden wir nach Zufuhr von $\frac{1}{3}$ l Milch eine spezifisch dynamische Wirkung von ungefähr 14 Kalorien, während der Normalwert in diesem Alter bzw. bei dieser Größe zwischen 20 und 25 Kalorien betragen soll. Niedriger Grundumsatz zusammen mit niedriger spezifisch dynamischer Wirkung kennzeichnet eine Magerkeit als Unterernährung.

Das Kind wurde nun einer Mastbehandlung unterzogen, in deren Verlauf das Gewicht binnen 14 Monaten von 45,7 kg auf 77,0 kg anstieg. Die Körperlänge erhöhte sich dabei um 6 cm (von 172 auf 178). Der gute Ernährungserfolg zeigte sich auch in der Veränderung des Ernährungsindex. Pirquet vergleicht in seinem Pelidisi das tatsächliche Gewicht mit dem der Sitzhöhe entsprechenden Sollgewicht, ausgehend von der Tatsache, daß bei wohlgenährten Erwachsenen der Kubus der Sitzhöhe ungefähr dem zehnfachen Körpergewicht entspricht. Im Kindesalter ist das Verhältnis von $\sqrt[3]{10 \text{ Gewicht}}$:Sitzhöhe etwas niedriger als 1, es beträgt ungefähr 0,94. Bei unserem Kind betrug das Pelidisi im Zustand der Magerkeit 0,88, am Ende der Mastbehandlung 0,99. Man sieht, daß sich der Ernährungszustand auch bei Berücksichtigung des Gewichtsansatzes durch Wachstum weitgehend gebessert hat. Es war interessant zu beobachten, in welcher Weise sich die Fettablagerung am Körper vollzog. Es ist ein biologisches Gesetz, daß alle Vorgänge am Organismus, welche als Absättigungsphänomene (Mayerhofer) aufzufassen sind, in der Weise sich an den einzelnen Körperregionen lokalisieren, daß die herznahen Gebiete früher (und reichlicher) beliefert werden. Dies gilt z. B. für das Masernexanthem (Pirquet), für die Gelbfärbung beim Ikterus (Schick), in gleicher Weise aber auch für die Ablagerung von Fett. Dieselbe Beobachtung konnten wir bei unserem Kind machen. Während Gesicht und Rumpf einen entsprechenden Panniculus adiposus aufwiesen, waren die Beine noch fast unverändert mager.

Die für diesen schnellen Fettansatz nötige Nahrungsaufnahme konnte nur durch einen besonders guten Appetit ermöglicht werden. Die Freiluftbehandlung regt den Stoffwechsel an, und als Zeichen der erhöhten Zellvitalität tritt sekundär ein besserer Appetit auf.

Im Verlaufe der Mastbehandlung stieg der Grundumsatz allmählich auf immer höhere Werte an, und zwar war die Grundumsatzsteigerung intensiver, als sie der Zellvermehrung entsprach. Der Grundumsatz stieg dabei auf 0,27 Kalorien pro Quadratzentimeter Sitzhöhequadrat (= 0,41 Nem) an. Da mit dieser Erhöhung des Grundumsatzes gleichzeitig allmählich eine Steigerung der spezifisch dynamischen Wirkung eintrat — die spezifisch dynamische Wirkung erhöhte sich auf über 42 Kalorien —, so sind wir berechtigt, den raschen Fettansatz als die physiologische Folge einer Mast anzusehen, denn das Kriterium der Mastfettsucht ist ein hoher Grundumsatz zugleich mit einer hohen spezifisch dynamischen Wirkung, beides Folgen der gleichzeitig sich einstellenden Luxuskonsumption.

Schilddrüsenvergrößerung ohne Hyperthyreoidismus

Paula B., $13^7/_{12}$ Jahre, Körperlänge 145 cm, Sitzhöhe 78 cm, Gewicht 30,8 kg (statt 40,3 kg, entsprechend dem Alter, und statt 36,2 kg, entsprechend der Körperlänge). — Aus der Anamnese ergibt sich, daß das Kind immer lebhaft, unruhig und angeblich „nervös“ war. Das Kind war immer mager, obwohl die Nahrungsaufnahme nach dem Urteil der Mutter ausgiebig sein soll. Seit einigen Jahren hat sich eine symmetrische Schilddrüsenvergrößerung mäßigen Grades entwickelt. Die Schilddrüsenvergrößerung ist diffus und weich, Schwirren ist nicht nachzuweisen. Magerkeit, Unruhe und Struma ließen den Verdacht auf einen hyperthyreotischen Zustand aufkommen. Gegen Hyperthyreoidismus sprach die normale Pulsfrequenz (84), das Fehlen von Exophthalmus und Tremor und eine gewisse Untermaßigkeit; die durchschnittliche Länge für dieses Alter beträgt 150 cm, während das Mädchen ein Minus von 5 cm aufwies, die Untermaßigkeit dürfte in unserem Fall erblich bedingt sein, da die ganze Familie von kleiner Statur ist. Hyperthyreotische Individuen haben manchmal eine Körperlänge, welche die ihrer Verwandten überragt.

Eine längere Beobachtung hätte die Frage: Hyperthyreoidismus oder symptomlose Struma? höchstwahrscheinlich auch ohne Untersuchung des Stoffwechsels aufgeklärt. Insbesondere die leichtere oder schwerere Mastfähigkeit im Vergleich mit der Quantität der Nahrungszufuhr hätte über die Intensität der Verbrennungen einen Schluß zugelassen; leichte Mästbarkeit spricht eher gegen Hyperthyreoidismus. Die Untersuchung des Gaswechsels erlaubte uns, rasch zu einem diagnostischen Ergebnis zu kommen.

Nachdem sich der Stoffwechsel nach mehreren Untersuchungen an verschiedenen Tagen auf einen gleichbleibenden Wert eingestellt hatte, konnten wir den erhaltenen Wert als den tatsächlichen Ruhe-Nüchtern-Umsatz ansehen. Hyperthyreotische und nervöse Individuen können erst nach mehreren Einübungen die Unruhe infolge der ungewohnten Situation vollständig bannen. Der Grundumsatz hatte in unserem Falle den Wert von 1250 Kalorien. Die Normalwerte in den Benedict-Talbotschen Tabellen zeigen im Durchschnitt für Kinder dieses Alters und dieses Gewichtes niedrigere Werte, ungefähr 1150 Kalorien. Da sich unser Wert mit einer Erhöhung von 9% über dem Durchschnitt noch innerhalb der von Benedict zugestandenen Variationsbreite von $\pm$ 15% befindet, so möchten wir ihn nicht als pathologisch erhöht ansehen. Der Grundumsatz des Kindes läßt also nicht auf einen Hyperthyreoidismus schließen.

Wir haben auch die spezifisch dynamische Wirkung von $\frac{1}{3}$ l Milch bei dem Kinde bestimmt und eine alimentäre Stoffwechselsteigerung von 15 Kalorien gefunden, was ungefähr dem für dieses Alter normalen Ausmaß entspricht. Da die spezifisch dynamische Wirkung beim Hyperthyreoidismus in einer Reihe von Fällen herabgesetzt ist, so spricht ihre Normalität in diesem Fall eher gegen eine Überfunktion der Schilddrüse.

Wir glauben, daß es sich hier um ein lebhaftes, temperamentvolles und deswegen mageres Kind handelt, wogegen die Schilddrüsenfunktion als normal anzusehen ist.

Struma mit hyperthyreotischen Erscheinungen

Herta R., $12^{6}/_{12}$ Jahre alt, Gewicht 45,9 kg, Standhöhe 155 cm, Sitzhöhe 83 cm, Pelidisi 93. — Aus der Anamnese geht hervor, daß sich seit einem Jahr eine mäßige Struma entwickelt hat; dabei war das Kind leicht erregbar und ermüdete rasch. Wegen der Struma wurde vom Hausarzt durch ungefähr vier Wochen Jod zugeführt, worauf sich der Zustand verschlechterte und insbesondere die Erregbarkeit stärker wurde; zugleich traten Durchfälle auf. Bei der Aufnahme wurde außerdem Tremor festgestellt sowie eine besondere Vasolabilität. Die Pulsfrequenz bewegte sich um 120.

Der Ernährungszustand war verhältnismäßig gut. Es handelte sich hier offensichtlich um einen durch unzweckmäßige Jodzufuhr provozierten Hyperthyreoidismus.

Die Untersuchung des Stoffwechsels im Beginn des klinischen Aufenthaltes ergab einen stark erhöhten Grundumsatz. Wir fanden einen basalen Energieverbrauch von 2170 Kalorien, während der Normalwert nach den Benedictschen Tabellen für ein gleich altes und gleich schweres Kind nur 1370 beträgt. Die pathologische Steigerung betrug also 58%. Da klinisch die Zeichen des Hyperthyreoidismus wohl deutlich, aber nicht exzessiv waren, so ist dieser hohe Wert von + 58% etwas auffallend. Vielleicht mag aber diese unverhältnismäßig hohe Steigerung mit dem Alter des Kindes bzw. mit der Pubertät in Zusammenhang stehen.

Die Untersuchung der spezifisch dynamischen Wirkung mit ⅓ l Milch ergab im Anfang unserer Beobachtung fast keine Stoffwechselsteigerung im Anschluß an die Nahrungsaufnahme.

Die Behandlung bestand vor allem im Aussetzen jeglicher Jodzufuhr, strenger Bettruhe und in reichlicher Nahrungszufuhr. Dadurch gelang es im ersten Monat, das Gewicht um 1 ½ kg zu steigern, während der nächsten anderthalb Monate nahm das Gewicht noch um 5 ½ kg zu. Durch zwei Wochen wurde außerdem Antithyreoidin Moebius gegeben, daneben Eisumschläge auf die Struma. Die subjektiven Erscheinungen besserten sich rasch. Auch der Grundumsatz sank ab, er war in drei Wochen auf 1960 Kalorien heruntergegangen, so daß die anfängliche Stoffwechselsteigerung sich um 16% vermindert hatte. Die spezifisch dynamische Wirkung wurde im Laufe der Behandlung allmählich größer, sie hatte nach vierzehn Tagen 9 Kalorien betragen, nach weiteren drei Wochen 27 und 30 Kalorien. Dieses Ansteigen der spezifisch dynamischen Wirkung ist sicherlich als eine Erscheinung des Luxuskonsums aufzufassen, welcher den Rückgang der Hyperthyreose anzeigt. Bei ausgesprochenem, progredientem Hyperthyreoidismus findet man meist auch bei reichlicher Nahrungszufuhr eine herabgesetzte oder fehlende spezifisch dynamische Wirkung, da der in bezug auf die Schilddrüse gestörte Organismus die Fähigkeit zu einer normalen Luxusverbrennung eingebüßt hat. Unser Fall gibt mit seiner langsam absinkenden Grundumsatzsteigerung und der zuerst fehlenden und dann zur Norm ansteigenden spezifisch dynamischen Wirkung ein gutes Bild der Kraftwechselverhältnisse beim heilenden Hyperthyreoidismus. Zugleich mag er auch als Warnung dienen vor übereilter bzw. nicht genügend sorgfältig kontrollierter Jodtherapie bei Strumen.

Die Bestimmung des respiratorischen Quotienten

Wir wollen hier in Kürze die Bestimmung des respiratorischen Quotienten bzw. seine Berechnung beschreiben:

Bei dem Kinde Hedwig W., $12^6/_{12}$ Jahre alt, Standhöhe 140 cm, Gewicht 36,3 kg, hatte die Bestimmung des nüchternen Sauerstoffverbrauches 200 cm³ ergeben. Bei Berücksichtigung der Temperatur und des Barometerdruckes war der reduzierte Wert 184 cm³. Die gleich darauf vorgenommene Untersuchung am Differenzspirometer ergab einen leichten Abfall der Kurve, die Ausmessung der Höhendifferenz zeigte eine Volumsverminderung von 19 cm³ pro Minute (reduziert). Diese Volumsdifferenz ist der Unterschied zwischen der Menge des verbrauchten Sauerstoffs und dem Quantum der ausgeatmeten Kohlensäure. Wir können die Kohlensäureproduktion berechnen, wenn wir vom Sauerstoffwert diese Volumsdifferenz subtrahieren, und erhalten auf diese Weise einen Wert von 165 cm³, welcher der Kohlensäureausscheidung pro Minute entspricht. Der respiratorische Quotient ist das Verhältnis zwischen Kohlensäurevolumen und Sauerstoffvolumen, in unserem Falle $\frac{165}{184} = 0{,}90$. Dieser respiratorische Quotient ist bei einem nüchternen Individuum als ein hoher Wert zu bezeichnen. Er zeigt an, daß der größte Teil der Verbrennungen neben einer gewissen Menge Eiweiß (von ungefähr 15%) von Kohlehydraten bestritten wird, nach Tabelle 17 von 61% Kohlehydraten, während auf Fett nur 24% entfallen. Doch ist bei einem reichlich ernährten Individuum ein so hoher Wert häufig anzutreffen, da die Glykogenspeicher gefüllt sind und nun in erster Linie angegriffen werden. Die gute Füllung der Speicher zeigt sich auch im hohen Grundumsatzwert unseres Kindes; der basale Tagesverbrauch betrug ungefähr 1220 Kalorien, während die Vergleichskinder von Benedict um 13% tiefere Werte, nämlich 1080 Kalorien, aufweisen.

Nachdem das Kind 50 g Traubenzucker erhalten hatte, wurde eine Stunde später neuerdings der respiratorische Quotient bestimmt und ein Wert von 1,11 gefunden. Dieser respiratorische Quotient über 1,0 zeigt eine reichliche Umwandlung von Zucker in Fett an. Der hohe Wert des respiratorischen Quotienten kommt dadurch zustande, daß die in Form von Kohlensäure ausgeschiedene Sauerstoffmenge größer ist als die mit der Atmung aufgenommene; der bei der Fettbildung aus Zucker endogen frei werdende Sauerstoff erspart Sauerstoffaufnahme durch die Lungen, wird aber in gleicher Weise als Kohlensäure exhaliert.

Literaturverzeichnis

Abelin J. u. B. Kobori: Über d. spez. dynam. Wirkung d. Nahrungsstoffe. VI. Biochem. Zeitschr., Bd. 186. 1927.

Bärensprung zitiert nach Vierordt.

Becher, H.: Die spezifisch dynamische Wirkung einer Nahrung und ihrer einzelnen Komponenten. Zeitschr. f. d. ges. exp. Med., Bd. 47. 1925.

— u. Helmreich: Die Voraussage des normalen Ruhe-Nüchtern-Umsatzes aus dem Sitzhöhequadrat. Zeitschr. f. d. ges. exp. Med., Bd. 44. 1925.

Bechhold, H.: Die Kolloide in Biologie und Medizin. Dresden und Leipzig: T. Steinkopf. 1920.

Benedict, Fr.: Grundumsatz und perspiratio insensibilis nach neuen Untersuchungen. Schweiz. med. Wochenschr., Bd. 53. 1923.

— Methoden zur Bestimmung des Gaswechsels bei Tieren und Menschen. In Abderhalden: Handbuch der biolog. Arbeitsmethoden, Abt. 4, Teil 10, Heft 3. 1924.

— Energy requirements of children from birth to puberty. The Boston med. and surg. journ., vol. 181. 1919.

— Die Temperatur der menschlichen Haut. Ergebn. d. Physiol., Bd. 24. 1925.

— and Talbot: Metabolism and growth from birth to puberty. Carnegie institution of Washington Publication No 302. 1921.

Bergmann, C. zitiert nach Pfaundler: Körpermaßstudien.

Bernstein u. Falta zitiert nach Grafe: Die path. Physiol. d. Stoffw., S. 277.

Bessau, G.: Aussprache zur Mitteilung von Helmreich. Verhandlg. d. Deutschen Gesellsch. f. Kinderheilk. in Düsseldorf, S. 66. 1926.

Boothby and Sandiford: The total and the nitrogenous metabolism in exophthalmic goiter. Journ. of the Amer. med. assoc., vol. 81, p. 795. 1923.

Breitner, Nobel u. Rosenblüth: Über d. Schilddrüsenfunktion nach Strumektomie. Mitt. a. d. Grenzgebieten d. Med. u. Chir., Bd. 39. 1926.

Cori, G.: Exper. Untersuchungen an einem kongenitalen Myxödem. Zeitschr. f. d. ges. exp. Med., Bd. 25. 1921.

Dresel zitiert nach F. Glaser.

Du Bois, Eugene F.: The basal metabolism in fever. Journ. of the Amer. med. assoc., vol. 77. 1921.

— Clinical calorimetry. XII. The metabolism of boys 12 and 13 years old compared with the metabolism at other ages. Arch. of internal med., vol. 17. 1916.

Ebel u. Tezner: Zur Frage der intraperitonealen Infusion. Sitzungsbericht d. pädiatr. Sektion d. Ges. f. inn. Med. u. Kinderheilkunde vom 12. Mai 1926. Wien. med. Wochenschr. 1926.

Eckstein u. Grafe zitiert nach Grafe: Die path. Physiol. d. Stoffw., S. 243.

— u. Mommer: Weitere Untersuchungen über den Kropf im Kindesalter. 3. Der Gas- u. Jodstoffwechsel bei der Pubertätsstruma. Zeitschr. f. Kinderheilk., Bd. 40. 1925.

Fitzgerald u. Haldane zitiert nach H. Straub: Störungen der phys.-chem. Atmungsregulation.

Fleming, G. B.: The respiratory exchange in cretinism and mongolian idiocy. Zitiert nach Talbot: Physiol. review, vol. 5. 1925.

Fries, M. E.: Influence of ultra-violet radiations on basal metabolism in children. Zentralbl. f. Kinderheilk., Bd. 19, S. 69. 1926.

Geelmuyden, Chr.: Die spez. dynam. Wirkung d. Nahrungsstoffe u. ihre Beziehungen z. Grundumsatz beim Diabetes mellitus. Ergebn. d. Physiol., Bd. 24. München. 1925.

Geßler, H.: Der Grundumsatz bei der afebrilen Endocarditis lenta. Dtsch. Arch. f. klin. Med., Bd. 144.

Glaser, F.: Lebensalter und Lebensnerven. Med. Klinik, Bd. 21, S. 1329. 1925.

Göttche, O.: Gasstoffwechseluntersuchungen im Kindesalter. Die Pubertätsreaktion. Monatsschr. f. Kinderheilk., Bd. 32. 1926.

Gottstein, W.: Über die Atmung als Maß der körperlichen Leistungsfähigkeit. Verhandl. d. Deutschen Gesellsch. f. Kinderheilk. Düsseldorf 1926. Leipzig: F. C. W. Vogel. 1926.

Grafe, E.: Die pathol. Physiologie des Gesamtstoff- und Kraftwechsels bei der Ernährung des Menschen. Ergebn. d. Physiol., Bd. 21, II. Abt. München, 1923.

— Arch. f. klin. Med., Bd. 102. 1911.

Günther, H. siehe Bauer, J.: Über Fettsucht. Wien. klin. Wochenschr. 1926.

György, Kappes u. Kruse: Das Säure-Basen-Gleichgewicht im Blut, m. bes. Berücksichtigung d. Kindesalters. I. H-Ionenkonzentration u. CO_2-Gehalt. Zeitschr. f. Kinderheilk., Bd. 41. 1926.

Hári, P.: Über das Entstehen der fieberhaft gesteigerten Körpertemperatur. Biochem. Zeitschr., Bd. 149. 1924.

Helmreich, E.: Die Besonderheit d. kindl. Kraftwechsels. Klin. Wochenschr. Bd. 4. 1925.

— Statische und dynamische Pulsakzeleration. Der Einfluß der Körperhaltung sowie der Muskeltätigkeit auf Pulsfrequenz und Sauerstoffverbrauch. Zeitschr. f. d. ges. exp. Med., Bd. 36. 1923.

— Die spez. dynam. Wirkung d. Nahrung im Kindesalter. Zeitschr. f. d. ges. exp. Med., Bd. 46. 1925.

— Die spez. dynam. Wirkung der Nahrung im Kindesalter. II. Mitteilung. Die Fettbildung aus Zucker. Zeitschr. f. d. ges. exp. Med., Bd. 50. 1926.

— Die kindliche Atmung u. ihre Beziehung z. Säure-Basen-Gleichgewicht im Blut. Zeitschr. f. Kinderheilk., Bd. 42. 1926.

— Die Unabhängigkeit d. basalen Kraftwechsels von der Körperoberfläche. Zeitschr. f. d. ges. exp. Med., Bd. 53. 1926.

— Plethopyrosis, die alimentäre Stoffwechselsteigerung als biologische Grundlage der Ernährungstherapie bei Tuberkulose. Klin. Wochenschr. Bd. 5. 1926.

— Die biologischen Grundlagen d. Diätotherapie d. Tuberkulose. Zeitschr.: „Die extrapulmon. Tuberkulose.“ H. 7. Wien: Urban & Schwarzenberg. 1926.

— Der Grundumsatz, eine relative Größe. Biochem. Zeitschr., Bd. 146. 1924.

— u. Wagner: Die Steigerung d. Kraftwechsels im Grundumsatz b. Fettzulage. Zeitschr. f. Kinderheilk., Bd. 38. 1924.

— Die graphische Bestimmung d. Kohlensäureausscheidung u. d. respirat. Quotienten mit d. Differenzspirometer. Biochem. Zeitschr., Bd. 149. 1924.

— Neues Prinzip z. indirekten Bestimmung d. Kohlensäure u. d. respirat. Quotienten m. d. Differenzspirometer. Biochem. Zeitschr., Bd. 145. 1924.

Hilsinger W.: Die spez. dynam. Eiweißwirkung bei Kindern. II. Arch. f. Kinderheilk., Bd. 81. 1927.

Hirsch u. Blumenfeldt zitiert nach Grafe, E.: Die pathol. Physiologie d. Gesamtstoff- und Kraftwechsels usw. Ergebn. d. Physiol., Bd. 21, II. Abt., S. 256. 1923.

Hößlin, H.: Über d. Ursache d. scheinbaren Abhängigkeit d. Umsatzes von d. Größe d. Körperoberfläche. Arch. f. Anat. u. Physiol., Physiol. Abt. 1888.

Ito Tadashi: Die Veränderungen des Gaswechsels und d. Blutzuckerwertes bei abnormer Blutreaktion. Tohoku journ. of exp. Med., vol 8. 1926.

Kassowitz, M.: Die Ursachen d. größeren Stoffverbrauches im Kindesalter. Jahrbuch f. Kinderheilk., Bd. 67. 1908.

Klein, Müller, E. u. Steuber: Beitrag zur Kenntnis d. energet. Grundumsatzes bei Kindern, II. Teil. Arch. f. Kinderheilk., Bd. 70. 1921.

Kohn, J.: Energiestoffwechsel bei Kindern. Monatsschr. f. Kinderheilk., Bd. 27. 1924.

Kornfeld u. Nobel: Myxödemstudien. VII. Mitteilung. Zeitschr. f. Kinderheilk., Bd. 43. 1927.

Kowitz, H. L.: Die Funktion d. Schilddrüse und d. Methoden ihrer Prüfung. Ergebn. d. inn. Med. u. Kinderheilk., Bd. 27. 1925.

Krehl, L. zitiert nach Bauer J.: Konstitut. Disposition zu inneren Krankheiten, S. 81. Berlin: J. Springer. 1917.

Krogh, A.: Respirationsapparat zur klin. Bestimmung d. Energieumsatzes d. Menschen. Wien. klin. Wochenschr., Bd. 35, S. 290. 1922.

Liebeschütz-Plaut, R.: Über d. Prüfung d. spez. dynam. Eiweißwirkung in d. Klinik. Klin. Wochenschr., Bd. 4, S. 2153. 1925.

Liebesny, P.: Die Bedeutung d. Messung d. Grundumsatzes. Klin. Wochenschr., Bd. 5. 1926.

Lusk, G.: The specific dynamic action of various food factors. Medicine, Analyt. review of general med., neurology and pediatrics, vol. 1. 1922.

Marsh and Murlin: Energy metabolism of premature and undersized infants. Americ. journ. of dis. of childr., vol. 30. 1925.

Morawitz, P.: Arch. f. exp. Pathol. u. Pharmakol., Bd. 60. 1909.

Murlin, Conklin and Marsh: Energy metabolism of normal new-born babies. Americ. journ. of dis. of childr., vol 29. 1925.

Nobel u. Rosenblüth: Myxödemstudien. III. Mitteilung. Zeitschr. f. Kinderheilk., Bd. 38. 1924.

— — Thyreoidinstudien an myxödematösen Kindern. II. Mitteilung. Zeitschr. f. Kinderheilk., Bd. 38. 1924.

Noeggerath, C.: Kind und Leibesübungen. Verhandl. d. Deutsch. Ges. f. Kinderheilk., Düsseldorf 1926. Leipzig: F. C. W. Vogel. 1926.

Noorden, C.: Handbuch d. Pathologie des Stoffwechsels. Berlin: Hirschwaldsche Buchhdlg. 1906.

Orel, H.: Zur Ätiologie des Mongolismus. Zeitschr. f. Kinderheilk., Bd. 42. 1926.

Pfaundler, M.: Biologisches u. allg. Pathologisches über d. frühen Entwicklungsstufen; aus Pfaundler-Schloßmann: Handbuch d. Kinderheilkunde, 3. Aufl., 1. Bd.

— Körpermaßstudien an Kindern. Zeitschr. f. Kinderheilk., Bd. 14. 1916.

— Über die energetische Flächenregel. Pflügers Arch., Bd. 188. 1921.

Pirquet, Cl.: System d. Ernährung, Bd. 1 bis 4. Berlin: J. Springer. 1917.

— Pulsfrequenz und Sitzhöhe. Zeitschr. f. Kinderheilk., Bd. 38. 1924.

Pollitzer u. Stolz: Wien. Arch. f. inn. Med., Bd. 9. 1924; Bd. 10. 1925.

Preisich, K.: Herzvolumen im Säuglings- und Kindesalter. Jahrb. f. Kinderheilk., Bd. 92. 1920.

Rietschel, Bode u. Strick: Eiweißhyperthermie und Respirationsstoffwechsel. Verhandlungen d. Deutsch. Ges. f. Kinderheilk., Düsseldorf 1926, S. 66, sowie Schlußwort, S. 68.

Rubner, M.: Die Gesetze d. Energieverbrauches bei d. Ernährung. Leipzig u. Wien: Fr. Deuticke. 1902.

— Das Studium d. muskulären Leistungen d. Menschen. Sitzungsbericht d. Wiener biolog. Ges. vom 9. November 1925 in Klin. Wochenschr., Bd. 5, S. 166. 1926.

— Die Beziehungen zwischen Nahrungsaufwand und körperlichen Leistungen d. Menschen. Die Naturwissenschaften. Bd. 15, S. 203. 1927.

— Die Regelung d. Stoff- und Energieverbrauchs beim Wachstum d. Wirbeltiere. Die Naturwissenschaften. Bd. 12. 1924.

Ruchti, E.: Untersuchungen über d. Funktion d. Thymus u. d. Schilddrüse usw. Asher, L.: Beiträge z. Physiol. d. Drüsen, Nr. 42. Biochem. Zeitschr., Bd. 105. 1920.

Saiki, T.: Progress of the science of nutrition in Japan. Publications of the League of nations, III. Health, III, 25. 1926.

Schick B., Cohen Ph. and Beck, S.: The basal metabolism after pneumonia. Americ. journ. of dis. of childr., vol. 31. 1926.

Schick, B. and Cohen Ph.: Lowered basal metabolism. Americ. journ. of dis. of childr., vol. 30. 1925.

Schick u. Wagner: Azetonstudien beim Neugeborenen. Zeitschr. f. Kinderheilk., Bd. 37. 1924.

Schlesinger, E.: Das Wachstum d. Kindes. Berlin: J. Springer. 1926.

Seifert, A.: Zur spezifisch dynamischen Eiweißwirkung bei Kindern. Arch. f. Kinderheilk., Bd. 80. 1927.

Sollgruber, K.: Respiratorischer Grundstoffwechsel im Kindesalter. Klin. Wochenschr., Bd. 3. 1924.

Straub, H.: Störungen d. physikalisch-chemischen Atmungsregulation. Ergebn. d. inn. Med. u. Kinderheilk., Bd. 25. 1924.

Talbot, Fr.: Basal metabolism of children. Physiol. Review, vol. 5. 1925.

— Grundstoffwechsel im Kindesalter. Monatsschr. f. Kinderheilk., Bd. 27. 1924.

Talbot, Dalrymple and Hendry: Skin temperature and basal metabolism during fasting. Americ. journ. of dis. of childr., vol. 30. 1925.

— Skin temperatures in normal children. Americ. journ. of dis. of childr., vol. 30. 1925.

Verzár, F.: Der Gaswechsel d. Muskels. Ergebn. d. Physiol., Bd. 15. 1916.

Vierordt, K.: Physiologie des Kindesalters in Gerhardt, C: Handbuch der Kinderkrankheiten, Bd. 1. Tübingen 1877.

Wagner, R.: Zur biolog. Wertigkeit der stickstoffhaltigen Nahrungsmittel. Zeitschr. f. d. ges. exp. Med., Bd. 33. 1923.

Warburg, O. zitiert nach Grafe: Die path. Physiol. d. Gesamtstoff- u. Kraftw.

Zillich, Th.: Nahrungsmenge und Ernährungszustand in Pirquet, Cl.: System d. Ernährung, Bd. 4.

Sachverzeichnis